小児 全身性エリテマトーデス SLE 診療の手引き

2018年版

編集／
厚生労働科学研究費補助金 難治性疾患等政策研究事業 若年性特発性関節炎を主とした小児リウマチ性疾患の診断基準・重症度分類の標準化とエビデンスに基づいたガイドラインの策定に関する研究班
小児SLE分担班

協力／日本小児リウマチ学会, 日本リウマチ学会

謹告

　本書に記載されている診断法・治療法に関しては，発行時点における最新の情報に基づき，正確を期するよう，著者ならびに出版社はそれぞれ最善の努力を払っております．しかし，医学，医療の進歩により，記載された内容が正確かつ完全ではなくなる場合もございます．

　したがって，実際の診断法・治療法で，熟知していない，あるいは汎用されていない新薬をはじめとする医薬品の使用，検査の実施および判読にあたっては，まず医薬品添付文書や機器および試薬の説明書で確認され，また診療技術に関しては十分考慮されたうえで，常に細心の注意を払われるようお願いいたします．

　本書記載の診断法・治療法・医薬品・検査法・疾患への適応などが，その後の医学研究ならびに医療の進歩により本書発行後に変更された場合，その診断法・治療法・医薬品・検査法・疾患への適応などによる不測の事故に対して，著者ならびに出版社はその責を負いかねますのでご了承ください．

序

　全身性エリテマトーデス（SLE）は病因が不明の難病で，全国におよそ6〜7万人の患者がいるとされています．20〜30歳台の女性に多く発症し，全身の臓器が侵されることのある自己免疫疾患の代表的な疾病です．小児発症の症例は，20歳以下で3,500人，15歳以下で1,500人と推定されています．したがって，決して稀な疾患ではありませんが，日常の診療で頻繁にであう疾患ではありません．適切な診断と治療により，生存率はかなり良くなってきていますが，疾患の重篤性から，可能な限り専門医のコントロール下での診療が求められています．

　ただし，小児科でのリウマチ専門医の数を考えると，当初の診療は小児科の一般医が担当する場合が多く，また成人のリウマチ専門医が最初からコンサルトや診療に関与する場合もあると考えられます．また，小児の患児が成人になるにつれて，小児科と内科との連携（トランジション）がスムーズにいくことも期待されています．

　SLEは疾患自体の多様性が高く，その診断の困難さがあり，さらに治療薬の選択基準や使用法が明確でなく，診療施設による治療法の不均一性が目立つ疾患でもあります．したがってエビデンスを生むための臨床試験を行うことは容易ではありません．そのようなことから，成人のSLEに関してもきちんとしたガイドラインが存在せず，現在，日本リウマチ学会も協力して，厚生労働科学研究費補助金 難治性疾患等政策研究事業「自己免疫疾患に関する調査研究班」SLE分科会（代表 渥美達也 教授）による診療ガイドラインが作成される途上であります．

　そのような中で，日本小児リウマチ学会と日本リウマチ学会の協力のもと，森雅亮教授を代表とした研究班の方々により，本「小児全身性エリテマトーデス（SLE）診療の手引き2018年版」が作成されたことは，大変重要なことと考えます．小児科と内科の一般診療医，リウマチ専門医がそれぞれの立場から患児に向き合い，お互いに共通の疾患認識と理解を持ちつつ診療にあたるための貴重な基盤になることを期待しつつ，本手引きの序文とさせていただきます．

2018年3月

一般社団法人日本リウマチ学会　理事長
山本一彦

緒　言

　小児の全身性エリテマトーデス（systemic lupus erythematosus：SLE）は成人SLEと比べて一般に急性で重篤な経過をとる．その10年生存率は98.3％に達し，生命予後は目覚ましく改善した．しかし，永続的な機能障害のない10年生存率（event-free生存率）は66.1％に過ぎない[1]．したがって，現在のSLEの治療目標は臓器障害の発生と進行の抑止であり，終生にわたって通常の日常生活を患児に提供することである．そのためには，病態の重症度や病期に応じた適切な治療や評価が求められるが，その具体的な指針を示したものは皆無であった．

　そこで日本リウマチ学会小児リウマチ調査検討小委員会および厚労省研究班小児SLE分担班では，日本小児リウマチ学会が全国調査で収集した本邦の小児SLEのデータを元に，厚生労働科学研究費補助金 難治性疾患等政策研究事業「若年性特発性関節炎を主とした小児リウマチ性疾患の診断基準・重症度分類の標準化とエビデンスに基づいたガイドラインの策定に関する研究班（代表 森 雅亮 教授）」と協働して，疾患活動性や重症度に応じた治療，合併症に対する対応など，包括的な診療の手引きの策定を行った．ただ，本手引きは客観的なエビデンスレベルを示した明確な指針ではないため，使用にあたっては主治医の判断が重要である．この点については，平成29年度から内科領域を中心に，小児科領域とも連携して進められている難治性疾患等政策研究事業「自己免疫疾患に関する調査研究班」SLE分科会（代表 渥美達也 教授）による診療ガイドラインの作成過程で，さらなる情報の集積と改定が進められることを期待したい．

2018年3月

執筆責任者
武井修治

文献

1）武井修治：小児全身性エリテマトーデス（SLE）の難治性病態と治療に関する研究．小児期のリウマチ・膠原病の難治性病態の診断と治療に関する研究．厚生労働科学研究費補助金（免疫アレルギー疾患等予防・治療研究事業）平成22年度総括研究報告書，74-78．2011

目　次

■ **序** ………………………………………………………………… 山本一彦　3

■ **緒言** ……………………………………………………………… 武井修治　5

略語一覧 ……………………………………………………………………… 8

執筆・協力者一覧 ……………………………………………………………… 10

小児SLE診療の手引き2018年版の成り立ち 　12

1 小児SLEの病態と特徴 ……………………………………………… 12

2 全国調査の成績と治療目標の変遷 ………………………………… 12

3 小児リウマチ医療の現状 …………………………………………… 12

4 小児SLE診療の手引き2018年版 の使い方（本手引きの限界） …… 13

第1章　診断と病態把握 　14

1 診断（Step 1） …………………………………………………… 14

2 病態（臓器機能）および疾患活動性評価（Step 2） ……………… 19

3 治療開始前のベースライン評価（Step 3） ……………………… 20

第2章　治療施設の検討 　22

第3章　治療 　24

1 治療目標 …………………………………………………………… 24

2 初期治療の重要性 ………………………………………………… 24

3 重症度分類 ………………………………………………………… 24

4 臓器障害リスク群別の治療 ……………………………………… 27

補足 **1** ヒドロキシクロロキン（HCQ） 31

2 メチルプレドニゾロン（mPSL）パルス療法の実施例 31

3 ミコフェノール酸モフェチル（MMF） 32

4 経静脈シクロホスファミド（IVCY）療法 32

5 ACEI/ARBの投与について 32

| | 5 初期治療の評価 | 33 |
| | 6 合併症の治療 | 33 |

第4章 寛解期の診療   36

	1 治療目標	36
	2 寛解病態の評価指標	36
	3 副作用の評価	37

第5章 治療手順   38

第6章 患児とその家族への説明   40

	1 日常生活	40
	2 予防接種	40
	3 妊娠と出産	41
	4 動脈硬化	41
	5 患児と家族の支援	41

Appendix

1 小児SLEの皮膚症状	42
2 神経精神SLE（NP-SLE）の分類と診断	47
3 抗リン脂質抗体陽性SLEの治療	50

索引   52

略語一覧

略語	欧文	日本語
ACEI	angiotensin-converting-enzyme inhibitor	アンジオテンシン変換酵素阻害薬
ACR	American College of Rheumatology	米国リウマチ学会
ADAMTS13	a disintegrin-like and metalloproteinase with thrombospondin type 1 motifs 13	
ALT	alanine aminotransferase	アラニンアミノ基転移酵素
ANA	anti-nuclear antibody	抗核抗体
ANCA	anti-neutrophil cytoplasmic antibody	抗好中球細胞質抗体
aPL	antiphospholipid antibody	抗リン脂質抗体
APS	antiphospholipid syndrome	抗リン脂質抗体症候群
ARB	angiotensin Ⅱ receptor blockers	アンジオテンシンⅡ受容体拮抗薬
AST	aspartate aminotransferase	アスパラギン酸アミノ基転移酵素
AZA	azathioprine	アザチオプリン
β_2GP Ⅰ	β_2-glycoprotein Ⅰ	β_2-グリコプロテインⅠ
β_2MG	β_2 microglobulin	β_2マイクログロブリン
BILAG	British Isles Lupus Assessment Group	
BUN	blood urea nitrogen	血中尿素窒素
CPK	creatine phosphokinase	クレアチンホスホキナーゼ
CRP	C-reactive protein	C反応性蛋白
CY	cyclophosphamide	シクロホスファミド
CyA	cyclosporin A	シクロスポリンA
DEXA	dual-energy X-ray absorptiometry	二重エネルギーX線吸収測定法
DIC	disseminated intravascular coagulation	播種性血管内凝固症候群
DLE	discoid lupus erythematosus	円板状エリテマトーデス
DNA	deoxyribonucleic acid	デオキシリボ核酸
dsDNA	double strand deoxyribonucleic acid	二重鎖デオキシリボ核酸
EEG	electroencephalogram	脳波
ELISA	enzyme linked immuno solvent assay	
FDP	fibrin degradation product	フィブリン分解産物
FFP	fresh frozen plasma	新鮮凍結血漿
GC	glucocorticoid	グルココルチコイド
HBV	hepatitis B virus	B型肝炎ウイルス
HCQ	hydroxychloroquine	ヒドロキシクロロキン
HLA	human leukocyte antigen	ヒト白血球抗原
HUS	hemolytic uremic syndrome	溶血性尿毒症症候群
ISN/RPS	International Society of Nephrology/ Renal Pathology Society	
IVCY	intravenous cyclophosphamide	経静脈シクロホスファミド療法

略語	欧文	日本語
LAC	lupus anticoagulant	ループス抗凝固因子
LD	lactate dehydrogenase	乳酸脱水素酵素
LN	lupus nephritis	ループス腎炎
MAS	macrophage activating syndrome	マクロファージ活性化症候群
MCTD	mixed connective tissue disease	混合性結合組織病
MESNA	2-mercaptoethane sulfonate sodium	2-メルカプトエタンスルホン酸ナトリウム
MMF	mycophenolate mofetil	ミコフェノール酸モフェチル
mPSL	methyl prednisolone	メチルプレドニゾロン
MRI	magnetic resonance imaging	磁気共鳴画像法
NIH	National Institutes of Health	米国国立衛生研究所
NMDAR	N-methyl-D-aspartate receptor	
NP-SLE	neuropsychiatric- systemic lupus erythematosus	神経精神全身性エリテマトーデス
NS	nephrotic syndrome	ネフローゼ症候群
PID	primary immunodeficiency	原発性免疫不全症候群
PRES	posterior reversible encephalopathy syndrome	可逆性後頭葉白質脳症
PSL	prednisolone	プレドニゾロン
RF	rheumatoid factor	リウマトイド因子
RPLS	reversible posterior leukoencephalopathy syndrome	可逆性後白質脳症症候群
SCLE	subacute cutaneous lupus erythematosus	亜急性皮膚エリテマトーデス
SLE	systemic lupus erythematosus	全身性エリテマトーデス
SLEDAI	SLE disease activity index	
SLICC	Systemic Lupus International Collaborating Clinics	
SPECT	single photon emission computed tomography	単一光子放射型コンピュータ断層撮影
SS	Sjögren syndrome	シェーグレン症候群
T3	triiodothyronine	トリヨードチロキシン
T4	thyroxine	チロキシン
TAC	tacrolimus	タクロリムス
TAT	thrombin-antithrombin complex	トロンビン-アンチトロンビン複合体
TMA	thrombotic microangiopathy	血栓性微小血管障害
TPO	thyroid peroxidase	甲状腺ペルオキシダーゼ
TSH	thyroid stimulating hormone	甲状腺刺激ホルモン
TTP	thrombotic thrombocytopenic purpura	血栓性血小板減少性紫斑病

執筆・協力者一覧

編 集

厚生労働科学研究費補助金 難治性疾患等政策研究事業
若年性特発性関節炎を主とした小児リウマチ性疾患の診断基準・重症度分類の標準化
とエビデンスに基づいたガイドラインの策定に関する研究班 小児SLE分担班

研究代表者

森　雅亮　　東京医科歯科大学大学院医歯学総合研究科生涯免疫難病学講座 教授
　　　　　　日本小児リウマチ学会理事長
　　　　　　日本リウマチ学会小児リウマチ性疾患調査検討小委員会 委員

研究分担者

武井修治　　鹿児島大学 名誉教授
　　　　　　鹿児島大学大学院医歯学総合研究科発生発達成育学 客員研究員
　　　　　　日本リウマチ学会小児リウマチ性疾患調査検討小委員会 委員長

研究協力者（五十音順）

伊藤保彦　　日本医科大学大学院医学研究科小児・思春期医学 教授
五十嵐徹　　日本医科大学小児科 講師
岡本圭祐　　東京医科歯科大学大学院発生発達病態学分野 博士課程
久保田知洋　鹿児島大学大学院医歯学総合研究科小児科学分野 医員
田中絵里子　東京医科歯科大学大学院発生発達病態学分野 助教
森　雅亮　　東京医科歯科大学大学院医歯学総合研究科生涯免疫難病学講座 教授
山口賢一　　聖路加国際病院 Immuno-Rheumatology Center 医長
山崎和子　　埼玉医科大学総合医療センター小児科 講師

執筆協力者

新井　達　　聖路加国際病院皮膚科 部長

協 力

日本小児リウマチ学会
日本リウマチ学会

監 修

伊藤保彦　　日本医科大学大学院医学研究科小児・思春期医学 教授
　　　　　　日本小児リウマチ学会 前・理事長
　　　　　　日本リウマチ学会小児リウマチ性疾患調査検討小委員会 委員
武井修治　　鹿児島大学 名誉教授
　　　　　　鹿児島大学大学院医歯学総合研究科発生発達成育学 客員研究員
　　　　　　日本リウマチ学会小児リウマチ性疾患調査検討小委員会 委員長

小児全身性エリテマトーデス（SLE）診療の手引き 2018年版

- 小児SLE診療の手引き2018年版の成り立ち

- 第1章　診断と病態把握

- 第2章　治療施設の検討

- 第3章　治　療

- 第4章　寛解期の診療

- 第5章　治療手順

- 第6章　患児とその家族への説明

- Appendix　1. 小児SLEの皮膚症状
  - 2. 神経精神SLE（NP-SLE）の分類と診断
  - 3. 抗リン脂質抗体陽性SLEの治療

小児SLE診療の手引き 2018年版の成り立ち

1 小児SLEの病態と特徴

　16歳未満で発症した小児SLEは，一般に成人SLEと比べてより急性で重篤な経過をとる．例えば，ループス腎炎は初発時ないし3年の経過で過半数にみられ，組織所見も発症時からすでに国際分類のⅢ型やⅣ型に相当する重症例が多い[1-5]．

　また，小児SLEではステロイドを用いた治療が成長期・思春期にわたって継続されるため，副作用としての成長障害や容貌の変容などが大きな問題となる．加えて，成人と比較して，より長期の予後を見据えた治療計画を策定することが必要であることも，小児例の特徴であろう．したがって，小児SLEの診療に携わる医療従事者は，これらの特徴を深く理解しておく必要がある．

2 全国調査の成績と治療目標の変遷

　1995～2006年に発症した小児SLE患児を対象に，2009年に全国調査が実施された[6]．その調査で集積された186例の解析では，累積10年生存率は98.3％であり，1980～1994年に発症した小児SLE患児373例を対象とした全国調査[1]の92.3％と比べて，生命予後は目覚ましい改善が達成されていた．しかし，永続的な機能障害や後遺症のない生存率（event-free累積生存率）を検討すると，event-free10年累積生存率は66.1％に過ぎなかった．このことは，死亡例は減少したものの，依然として永続的な臓器障害をもつ患児が少なくないことを示唆しており，これからの小児SLEの治療目標を，臓器障害の発生と進行の抑止にシフトさせる必要性を示している．

　先の全国調査では，治療開始6カ月以内の初期段階から免疫抑制薬の導入が図られた症例で，臓器障害を反映するdamage indexの有意な改善がみられた．このことは，臓器障害の発生と進行の抑止に，免疫抑制薬による早期治療介入の重要性を示唆している．

　また，感染症に対する早期診断技術の進歩や，薬剤血中濃度測定の普遍化など，SLE治療のリスク監視システムが進歩したことが，このような治療目標のパラダイムシフトを可能にしている．

3 小児リウマチ医療の現状

　成人医療においては，すでに臓器別の多様な専門医が存在する．一方，SLE

をはじめとするリウマチ性疾患では臓器別専門医療では対応できず，全身臓器を総合的に診療するリウマチ専門医が養成されてきた．

しかしながら，小児領域ではリウマチ専門医はきわめて少数であり，地域的偏在も著しい．したがって，本邦で実際に小児SLEの治療にあたっているのは，他領域（腎，血液・腫瘍，免疫・アレルギー，感染免疫，神経など）に専門性をもつ小児科専門医であろう．また，多くの内科系専門医（リウマチ膠原病，腎）も小児SLEの診療にあたっているものと思われるが，小児の特性や小児特有のSLE病態に関する情報を，適切に提供する方法が不十分であった．

そこで，それぞれの専門医が同じ治療目標をもち，基本的な治療指針を共有することで診療を標準化させ，併せて専門医との連携を質的にも量的にも深化させることを目的として，この診療の手引きが作成された．

4 小児SLE診療の手引き2018年版の使い方（本手引きの限界）

SLEは，個々の症例で多様な病態や臨床像を示す．したがって，SLEの診療ガイドラインの策定は困難であったが，ようやく2012年になって成人のループス腎炎の診療ガイドラインが発表された[7-9]．一方，成人と比べて症例が少ない小児SLEにおいては，多数例で検討した明確なエビデンスをもつ臨床研究は皆無である．それでも，あえて診療の手引きの策定を試みた理由は，緒言で述べた通りである．

この手引きは，本邦で行われた2つの小児SLE全国調査の結果をもとに，従来の報告を照合しながら，本手引きの作成にかかわった10名の専門医のコンセンサスを集約したものである．したがって，この小児SLE診療手引きは，現時点での道標にすぎず，表題の末尾に年号を付すことで，今後の情報やエビデンスの集積による改訂が進められることへの期待を込めた．

文献

1) Takei S, et al：Clinical features of Japanese children and adolescents with systemic lupus erythematosus：results of 1980-1994 survey. Acta Paediatr Jpn, 39：250-256, 1997

2) Buoncompagni A：Childhood systemic lupus erythematosus：a review of 30 cases. Clin Exp Rheumatol, 9：425-430, 1991

3) Aggarwal A & Srivastava P：Childhood onset systemic lupus erythematosus：how is it different from adult SLE?. Int J Rheum Dis, 18：182-191, 2015

4) Hoffman IE, et al：Juvenile-onset systemic lupus erythematosus：different clinical and serological pattern than adult-onset systemic lupus erythematosus. Ann Rheum Dis, 68：412-415, 2009

5) Brunner HI, et al：Difference in disease futures between childhood-onset and adult-onset systemic lupus erythematosus. Arthritis Rheum, 58：556-562, 2008

6) 武井修治：小児全身性エリテマトーデス（SLE）の難治性病態と治療に関する研究．小児期のリウマチ・膠原病の難治性病態の診断と治療に関する研究．厚生労働科学研究費補助金（免疫アレルギー疾患等予防・治療研究事業），平成22年度総括研究報告書，74-78，2011

7) Hahn BH, et al：American College of Rheumatology Guidelines for screening, treatment, and management of lupus nephritis. Arthritis Care Res, 64：797-808, 2012

8) Bertsias GK, et al：Joint European League Against Rheumatism and European Renal Association-European Dialysis and Transplant Association（EULAR/ERA-EDTA）recommendations for the management of adult and pediatric lupus nephritis. Ann Rheum Dis, 71：1771-1782, 2012

9) Cattran DC, et al：Kidney Disease；Improving Global Outcomes（KDIGO）Glomerulonephritis Work Group. KDIGO clinical practice guideline for glomerulonephritis. Kidney Inter, Suppl, 2：139-274, 2012

第 **1** 章

診断と病態把握

　症状や検査所見から診断を行い，病態把握を行って治療方針を決めるまでの一連の手順を**表1**に示す.

1　診断（Step 1）

　診断はSLEを疑うことから始まる．しかし，けいれんや頭痛のみ，あるいは学校検尿での異常で診断される場合もあり，疑うことすら難しい場合もある．したがって，原因を説明できない症状が持続・反復する場合は，常にSLEの可能性を想起することが重要である.

　初発症状として多いのは，発熱と蝶形紅斑であり，その多くが関節症状を伴っている（**表2**）[1,2]．蝶形紅斑は，SLEに特徴的で高頻度にみられるために診断の契機としても重要であるが，最初から蝶形となっているわけではない．扁平からやや隆起した紅斑が頬部に固定して持続すれば，形にとらわれずに蝶形紅斑を疑う（**Appendix 1**，p.42）．頬部紅斑で特に鑑別を要す疾患として，皮膚筋炎やシェーグレン症候群（Sjögren syndrome：SS），混合性結合組織病がある.

a）分類基準に添った診断

　臨床症状からSLEが疑われれば，分類基準に添って"病名診断"を行う.

　分類基準には，成人SLE向けにつくられた改訂American College of Rheumatology（ACR）基準[3,4]があるが，成人SLEでの感度が96％であるのに比べ，小児SLEでの感度は65％であった[5]．これは小児では円板状紅斑や光線過敏症，関節炎，漿膜炎の頻度が成人に比べて低いためである．小児例に対する小児SLE診断の手引き[5]（**表3**）はACR基準と比べて診断感度に優れており（初診時77％ vs. 69％，$P < 0.001$），診断特異度は同等（98％ vs. 98％）である[2].

　なお，ACR基準は1997年に改訂され，旧基準の10.免疫異常の項の細目のうち，LE細胞が削除されて，抗リン脂質抗体が追加された．小児SLE診断の手引きは，旧基準[3]をベースに策定されたが，改訂ACR基準の細目へ変更しても，診断感度に違いがないことから，改訂ACR基準（1997）に低補体血症を加えたものを，小児SLE診断の手引きとした.

　小児SLE診断の手引き（**表3**）の項目のうち，診断時に陽性頻度が高い検査項目は，11.抗核抗体（ANA）陽性（97％），10.免疫異常（93％），12.低補体血症（78％），9.血液異常（73％），7.腎炎（43％）である．これらの検査項目や診断に有用な検査一覧を**表4①**）に示す.

14　小児全身性エリテマトーデス（SLE）診療の手引き　2018年版

表1 小児SLEの診療手順

Step1　診断

- 小児SLE分類基準の確認（表3）
- 鑑別および併発膠原病の確認
  - ・各種自己抗体の検索
    抗SS-A/Ro抗体，抗SS-B/La抗体，抗RNP抗体，抗Scl-70抗体，RF（リウマイド因子）など抗甲状腺抗体
  - ・必要に応じて小唾液腺生検，唾液腺造影，Schirmerテスト，Saxonテスト

Step2　臓器障害と疾患活動性評価

- 臓器障害の評価
  - ・中枢神経系：MRIまたはCT，脳波，脳血流シンチグラフィー（SPECT）
  - ・腎：尿所見，腎生検，腎機能評価，尿細管機能評価
  - ・呼吸器：胸部X線写真，胸部CT，呼吸機能，KL-6
  - ・循環器：心電図，心臓エコー
  - ・視覚器：眼底，細隙灯，涙腺機能
  - ・末梢循環：サーモグラフィー
  - ・腹腔内臓器：腹部エコー
- 疾患活動性（重症度）評価
  - ・血清補体価（C_3，CH_{50}，C_4），抗dsDNA抗体，尿蛋白，赤沈
  - ・SLEDAI（表6）やBILAGによる疾患活動性（重症度）の総合評価

Step3　治療開始後に向けた，副作用や合併症のベースライン評価

- ・骨評価：骨塩量，骨年齢，骨代謝マーカー，大腿骨頭部MRI
- ・眼科検診：眼圧，白内障チェック，網膜（SD-OCT等）
- ・成長評価：身長，体重，体脂肪
- ・その他：頸動脈エコー（動脈硬化），脂質

表2 本邦における2つの全国調査における初発症状

調査期間	1980～1994年[2] (n=309)		1995～2006年[1] (n=182)	
	(n)	(%)	(n)	(%)
蝶形紅斑	140	45.3	120	65.9
発熱	176	57.0	119	65.4
関節症状	104	33.7	87	47.8
全身倦怠感	10	3.2	61	33.5
尿異常	81	26.2	45	24.7
日光過敏	35	11.3	28	15.4
貧血	8	2.6	23	12.6
浮腫	37	12.0	22	12.1
円板状紅斑	19	6.1	21	11.5
リンパ節腫大	7	2.3	19	10.4
出血傾向	21	6.8	17	9.3
口腔内潰瘍	20	6.5	17	9.3
他の皮疹	8	2.6	13	7.1
腹痛	17	5.5	12	6.6
脱毛	6	1.9	11	6.0
Raynaud現象	39	12.6	9	4.9
胸痛	9	2.9	9	4.9
けいれん	3	1.0	3	1.6

（文献1，2をもとに作成）

表3 小児SLE分類のための基準とその陽性率

診断基準	定義	陽性率[1]	
		診断時（%）	全経過（%）
1. 蝶形紅斑	鼻唇溝を避けた頬骨隆起上部にある，扁平あるいは隆起性の固定性紅斑	73.1	79.0
2. 円板状紅斑	癒着性角質性鱗屑および毛嚢性角栓を伴う隆起性紅斑	17.7	25.8
3. 日光過敏	日光に対する異常反応による皮疹	23.1	33.9
4. 口腔内潰瘍	医師の観察による口腔内あるいは鼻咽腔潰瘍．通常無痛性	15.1	23.1
5. 関節炎	2つ以上の非びらん性関節炎	33.3	41.9
6. 漿膜炎		9.7	12.4
a）胸膜炎	胸痛の既往，医師の聴取した摩擦音，胸水貯留の証明	5.4	9.1
b）心膜炎	心電図，心摩擦音，心嚢液貯留の証明	5.9	6.5
7. 腎炎		42.5	62.4
a）尿蛋白	0.5 g/日以上あるいは3＋以上の持続する蛋白尿	37.6	50.0
b）細胞円柱	赤血球，ヘモグロビン，顆粒，尿細管，あるいは混合性	16.1	20.4
8. 神経症状		7.0	17.2
a）けいれん	原因薬剤，尿毒症，アシドーシス，電解質異常などないこと	2.7	5.9
b）精神症状	原因薬剤，尿毒症，アシドーシス，電解質異常などないこと	2.7	9.1
9. 血液異常		72.6	80.6
a）溶血性貧血	網状赤血球増加を伴う	12.4	19.9
b）白血球減少	2回以上の測定で4,000/mm^{3}未満	52.2	63.4
c）リンパ球減少	2回以上の測定で1,500/mm^{3}未満	38.7	53.2
d）血小板減少	原因薬剤なく10万/mm^{3}未満	30.6	38.2
10. 免疫異常		93.0	98.9
a）抗DNA抗体	未変性DNAに対する抗体，抗dsDNA抗体	91.9	96.2
b）抗Sm抗体		31.7	39.2
c）抗リン脂質抗体	①抗カルジオリピン抗体（IgG or IgM）陽性，②ループス抗凝固因子（LAC）陽性，③梅毒反応偽陽性	34.4	39.2
11. 抗核抗体（ANA）陽性	免疫蛍光抗体法もしくは同等の方法で異常高値であること．薬剤誘発ループスと関連する薬剤を使っていないこと	97.3	98.9
12. 低補体血症	CH$_{50}$，C$_3$いずれかが低値であること	78.0	88.2

診断：経過中のいずれかの時期に，12項目のうち4項目以上満たせばSLEの可能性が高い．
診断項目中の細目（a～d）はいずれかを満たせば，その項目は陽性と判定する．

*全国調査により集計された小児SLE186例の頻度，初発症状出現平均0.3年後[1]

（文献1，6をもとに作成）

診断と病態把握　第1章

表4 治療開始までに必要な検査

必要/有用な検査	意味づけ	参考事項
① 診断・鑑別診断		
抗核抗体（ANA）	診断項目11	・抗核抗体が陰性の場合は，SLEは考えにくい ・低力価の抗核抗体は健康小児でもみられることに留意する〔ANA80倍（20％），160倍（13％）〕
抗dsDNA抗体	診断項目10	・本邦で多用されているELISAは，診断基準の標準手技（Farr Radio immuno assay：RIA）より感度が高いが特異性で劣る
抗Sm抗体	診断基準10	・陽性率20～30％と感度は低いが，特異性が高い
末梢血	診断項目9	・白血球数・リンパ球数・血小板数，溶血性貧血の存在に留意する
血液凝固検査	抗カルジオリピン抗体症候群，DICのスクリーニング	・APTTの延長があれば抗リン脂質抗体症候群の合併を考慮（**Appendix 3**参照）．線溶系の検査としてFDP，TAT，フィブリノーゲンも重要
尿（一般，沈査，蛋白定量）	診断項目7	・尿蛋白陰性でも，細胞円柱を検出することがある
補体	診断項目12	・C_3，C_4，CH_{50}の低値は発症初期からみられ，診断や病態把握に有用
抗カルジオリピン抗体（IgG/IgM），抗β_2GPⅠ抗体，LAC	診断項目10	・血栓症の有無の精査（**Appendix 3**参照）
赤沈，CRP	除外診断，併発感染症のスクリーニング	・赤沈：全例で亢進．正常ならSLEを否定またはDICを合併
心エコー，心電図，胸部X線	診断項目6	
抗RNP抗体，抗Scl-70抗体	MCTDとの鑑別	・Raynaud症状や指のソーセージ腫脹を伴う
② 病態，合併病態評価		
生化学検査	肝，腎，膵の機能評価	・AST，ALT，LD（肝），BUN，クレアチニン，電解質，尿中β_2MG（腎），アミラーゼ（膵）
腎生検	腎病理組織像	・国際分類による評価は，治療方針決定に必須の情報
頭部MRI，脳血流シンチ，脳波	NP-SLE病態	・精神症状があれば，抗リボゾーマルP抗体を追加（**Appendix 2**参照）
免疫グロブリン	免疫病態評価	
抗SS-A/Ro抗体または抗SS-B/La抗体，リウマトイド因子，唾液腺シンチ/MRI，小唾液腺生検	シェーグレン症候群合併	・環状紅斑や著明な倦怠感がある場合．初期には乾燥症状は稀
眼底検査，細隙灯	眼病態評価	・網膜血管炎，ぶどう膜炎
呼吸機能検査，KL-6	間質性肺炎	・呼吸機能検査では，CO拡散能の感度が高い
甲状腺機能（TSH，T3，T4）	甲状腺疾患	
クームス試験	自己免疫性溶血性貧血	・貧血がある場合
抗平滑筋抗体等	自己免疫性肝炎	
③ 副作用評価のためのベースライン評価		
身長・体重・体脂肪	成長障害の監視	
骨塩量（DEXA），骨代謝マーカー	骨粗鬆症の監視	・ビスフォスフォネート製剤の適応
頚動脈エコー，血清脂質	動脈硬化の監視	
眼科検診	白内障，緑内障，HCQ網膜症監視	

17

表5 SLICC※分類基準(2012)[7]

臨床11項目		免疫6項目	
1	急性皮膚ループス	1	抗核抗体
2	慢性皮膚ループス	2	抗dsDNA抗体
3	口腔内潰瘍	3	抗Sm抗体
4	非瘢痕性脱毛	4	抗リン脂質抗体
5	滑膜炎	5	低補体
6	漿膜炎	6	直接クームス陽性（溶血性貧血なし）
7	腎症		
8	神経症状		
9	溶血性貧血		
10	白血球減少またはリンパ球減少		
11	血小板減少		

診断 ・項目が同時に出現する必要はない
・臨床11項目と免疫6項目からそれぞれ1項目以上，合計4項目以上あればSLEと分類する
・腎生検でSLEに合致した病理像があり抗核抗体か抗dsDNA抗体が陽性であればSLEと分類する

※ the Systemic Lupus International Collaborating Clinics classification criteria for SLE

2012年に成人例を対象にSystemic Lupus International Collaborating Clinics（SLICC）分類が発表された（**表5**）[7]．この分類基準は，臨床項目11項目，免疫学的項目6項目からなり，少なくとも両項目1つを含む4項目以上を認めるか，あるいは腎生検で病理学的にループス腎炎に合致すると診断され，抗核抗体または抗二重鎖デオキシリボ核酸（double strand deoxyribonucleic acid：ds-DNA）抗体陽性であれば，SLEと分類できる．ただ，このSLICC分類の臨床項目にある皮膚ループスの判断は，一般医には難しい．そこで小児SLEの皮疹についての詳細を別途記載する（**Appendix 1，p.42**）．

このSLICC分類は，ACR基準と比べて感度に優れる（ACR 88% vs. SLICC 99%）ものの特異度で劣ること（同85% vs. 80%）が本邦の成人例で指摘されているが[8]，小児例での検討はこれからである．

b）検査による鑑別と併発膠原病の確認

自己抗体のうち，抗核抗体はSLEの95%以上で陽性となる．抗核抗体が陰性であればSLEは考えにくい[9]．一方，標準法として採用されているHEP細胞を用いた免疫蛍光抗体法では蛍光感度が高く，80倍程度の力価を示す健康小児が20%近く存在する[10]．そのため，抗核抗体が160倍程度の低力価の場合，その判断は慎重に行う．また，定性法では80倍程度でも陽性と判断されるため，必ず定量する必要がある．抗デオキシリボ核酸（deoxyribonucleic acid：DNA）抗体は未変性DNAに対する抗体を測定する必要があり，抗dsDNA抗体で測定する．

補体の低下はループス腎炎の存在や進行を示唆しており，著しい低補体血症はSLEの高い疾患活動性を反映している．尿検査では，定性のみでなく，尿蛋白定量および沈渣まで行って細胞円柱の有無を確認する必要がある．

赤沈は診断項目ではないが，ほぼ全例で亢進しているため，赤沈が正常であれ

ばウイルス感染症など他疾患を鑑別する．一方，播種性血管内凝固症候群（disseminated intravascular coagulation：DIC）合併があれば，SLEであっても赤沈は正常化するため，出血傾向や凝固系の確認が必要である．また，SLEでは赤沈は亢進してもCRPは基本的に陰性である．したがって，SLEでCRP陽性の場合は，SLEに伴う漿膜炎や髄膜炎，関節炎，ループス腸炎がない限り感染症の併発を考慮する．

　診断時には，他の膠原病との鑑別に必要な検査を行うとともに，合併頻度の高いシェーグレン症候群（25.1％）の有無を検討する．また，乳幼児でSLEを発症する症例や，血族婚家系，その他の自己免疫疾患を合併する症例などでは，補体欠損症，Aicardi-Goutières症候群，A20ハプロ不全症などの単一遺伝子異常によるSLE（monogenic SLE）の可能性がある．これらの疾患は原発性免疫不全症候群（primary immunodeficiency：PID）に多く含まれるため，疑う場合はPIDの専門家への相談を考慮する．

2　病態（臓器機能）および疾患活動性評価（Step 2）

a）病態（臓器機能）の評価

　第二段階（Step 2）として，全身諸臓器（特に中枢神経系，腎，循環器，呼吸器など）について障害とその程度を把握する（**表4②**）．

　SLEで尿異常を認める場合には，治療選択のために腎生検を実施するが，他の腎疾患の場合より，出血の危険が高いことに留意する．また，尿に異常所見を認めなくても腎組織で腎炎所見を認める「サイレントループス腎炎」の可能性があるため，腎生検を考慮する[11]．小児ループス腎炎211例中，尿所見では異常がなかったが腎病理所見で異常を認めた患児35例のクラス分類はClass I 11例（31％），Class II 18例（51％），Class III 2例（6％），Class IV 3例（9％），Class V 1例（3％）であった[1]．

　また神経症状をもつ神経精神SLE（neuropsychiatric SLE：NP-SLE）は，予後不良な難治性病態であるため，診断した場合には強力な治療が求められる．NP-SLEに対するアプローチ[12]は**Appendix 2**（p.47）に示す．

b）疾患活動性評価

　疾患活動性評価は，腎や中枢神経系などの重要臓器の不可逆的な障害の有無で判断する．血清補体価（特にC_3やCH$_{50}$値），抗dsDNA抗体，尿蛋白の有無や程度，赤沈などの動きが参考になる．全般的な疾患活動性や重症度を客観的に評価するツールとして，成人SLEでは，直近の10日以内に観察された9臓器の臨床所見24項目をスコア化したSLE disease activity index（SLEDAI）（**表6**）[13]やBritish Isles Lupus Assessment Group（BILAG）disease activity index[14]がある．これらの指標の有用性は小児SLEでは十分に検討されていないが，成人例ではSLEDAIでは10点以上であれば重症，20点以上であれば生命予後不良とされている[15]．

表6 SLEDAIによる疾患活動性（重症度）の評価

スコア値	症状	定義
8	けいれん	・10日以内に発現したもの．代謝性，感染性，薬剤性または不可逆的な中枢神経系の障害によるけいれんは除外
8	精神症状	・現実認識における感覚障害による行動変容 ・幻覚，支離滅裂，明らかな連携の喪失，貧困な思考内容，明らかに不合理な思考，奇怪，無秩序，あるいは凝り固まった行動 ・尿毒症や薬剤によるものは除く
8	器質脳症候群 （organic brain syndrome）	・急速に出現して変動する，見当織，記憶力，知的機能の障害による知的変容．集中力の低下による意識の混濁，周囲への注意保持の低下に加えて，少なくとも以下のうち2つの症状を伴う：知覚障害，支離滅裂な発言，不眠や昼間のウトウト，精神運動活動の増加・低下，代謝異常，感染，薬物反応は除外
8	視覚障害	・SLEによる網膜の変化：サイトイド小体や網膜の出血，脈絡膜や視神経の漿液性渗出物や出血．高血圧，感染，薬剤によるものは除外
8	脳神経障害	・新たに出現した知覚あるいは運動神経を含む脳神経障害
8	SLEによる頭痛	・重篤で頑固な頭痛：片頭痛様であっても催眠性の薬剤は無効
8	脳血管障害	・新たに出現した脳血管障害．動脈硬化によるものは除外
8	血管炎	・潰瘍，壊疽，疼痛性の指の結節，爪周囲の小梗塞や線状出血，生検や血管造影での血管炎の証明
4	関節炎	・痛みや炎症を伴った2つ以上の関節（i.e.圧痛，腫脹，関節液貯留）
4	筋炎	・近位筋の疼痛／筋力低下：CPKやアルドラーゼの増加または筋電図異常あるいは筋生検で筋炎所見を伴う
4	尿円柱	・白血球または赤血球円柱
4	血尿	・赤血球＞5 hpf．尿路結石，感染，他の原因を除く
4	蛋白尿	・＞0.5 g／日．新たに検出，または最近の尿蛋白が0.5 g／日以上に増加
4	膿尿	・白血球＞5 hpf．感染を除外
2	新たな皮疹	・持続している炎症性の皮疹
2	脱毛	・持続している異常な斑状または広範な脱毛
2	粘膜の潰瘍	・持続している口腔内または鼻粘膜の潰瘍
2	胸膜炎	・激しい胸膜痛，胸膜摩擦音，胸水，新たに出現した胸膜肥厚
2	心外膜炎	・激しい前胸部痛，心膜摩擦音，心嚢液貯留，あるいは心膜炎の心電図所見
2	低補体血症	・CH_{50}，C_3，またはC_4の低下
2	抗DNA抗体価 の増加	・Farr法による結合能の25%以上増加，またはDNA値の増加
1	発熱	・＞38℃．感染を除外
1	血小板減少	・血小板＜100,000／mm^3
1	白血球減少	・白血球＜3,000／mm^3．薬剤性を除外
	合計スコア	

評価時，あるいはその10日前までのSLEDAIスコア値を合計して評価する．

（文献13より引用）

3　治療開始前のベースライン評価（Step 3）

　　第三段階（Step 3）では，治療開始後の副作用や長期予後に影響する因子に関するベースラインデータを取得する．成長，骨塩定量，動脈硬化評価（**表4③**）などが主なものであるが，これらのデータは，治療による成長や骨代謝への影響や，長期予後に影響する動脈硬化の進行を評価する際に有用である．

文献

1) 武井修治：小児全身性エリテマトーデス（SLE）の難治性病態と治療に関する研究．小児期のリウマチ・膠原病の難治性病態の診断と治療に関する研究．厚生労働科学研究費補助金（免疫アレルギー疾患等予防・治療研究事業）平成22年度総括研究報告書，74-78，2011

2) Takei S, et al：Clinical features of Japanese children and adolescents with systemic lupus erythematosus：results of 1980-1994 survey．Acta Paediatr Jpn, 39：250-256, 1997

3) Tan EM, et al：The 1982 revised criteria for the classification of systemic lupus erythematosus．Arthritis Rheum, 25：1271-1277, 1982

4) Hochberg MC：Updating the American College of Rheumatology revised criteria for the classification of systemic lupus erythematosus．Arthritis Rheum, 40；1725, 1997

5) 渡邊言夫：厚生省心身障害研究報告書，昭和60年度研究業績集，pp31-37，1986

6) 全身性エリテマトーデス 診断の手引き．小児慢性特定疾患情報センター，2014
［https://www.shouman.jp/disease/instructions/06_01_002/］

7) Petri M, et al：Derivation and validation of the Systemic Lupus International Collaborating Clinics classification criteria for systemic lupus erythematosus．Arthritis Rheum, 64：2677-2686, 2012

8) Oku K, et al：Evaluation of the alternative classification criteria of systemic lupus erythematosus established by Systemic Lupus International Collaborating Clinics（SLICC）．Mod Rheumatol：2017．Doi：10.1080/14397595.2017.1385154［Epub ahead of print］

9) 「EULAR Textbook on Rheumatic Diseases, 2nd ed」（Bijlsma JWJ & Hachulla eds），BMJ，p201, 2015

10) 吉田 浩，他：抗核抗体の検出，多様性と疾患マーカーとしての意義．臨床病理，42：455-459，1994

11) Wakiguchi H, et al：Treatable renal disease in children with silent lupus nephritis detected by baseline biopsy；association with serum C3 levels．Clin Rheumatol, 36：433-437, 2017

12) 「Dubois' Lupus Erythematosus and Relataed Syndromes, 8th ed」（Wallace DJ & Hahn BH, eds），Elsevier，2013

13) Bombardier C, et al：Derivation of the SLEDAI．A disease activity index for lupus patients．The Committee on Prognosis Studies in SLE．Arthritis Rheum, 35：630-640, 1992

14) Isenberg DA, et al：BILAG 2004．Development and initial validation of an updated version of the British Isles Lupus Assessment Group's disease activity index for patients with systemic lupus erythematosus．Rheumatology, 44：902-906, 2005

15) Abu-Shakra M, et al：Mortality studies in systemic lupus erythematosus．Results from a single center．II．Predictor variables for mortality．J Rheumatol, 22：1265-1270, 1995

第2章 治療施設の検討

　臨床像から診断がほぼ確定的と思われる段階，あるいは診断が確定した段階で，その後の病態評価や治療を開始する施設を検討する．

　小児期にSLEを発症した多くの児は，長期にわたり治療を継続することになるが，病初期の適切な診断と速やかな寛解導入が，臓器障害の程度や長期予後に決定的な影響を与えうる．そのため，診断確定および寛解導入までの初期治療は，小児リウマチ専門医や小児腎専門医など小児リウマチ性疾患の診療経験の多い専門医との連携のもとで行われるべきである．その一方で，本邦における小児リウマチ性疾患の専門医療機関は少なく，しかも特定の地域に偏在している[1]．そこで，小児SLEの診療にあたる医師の相談先として，日本小児リウマチ学会ホームページに役員一覧を掲載している（http://plaza.umin.ac.jp/praj/about/outline.html）．

文献

1) 横田俊平：わが国の小児リウマチ学・診療の過去・現在・未来．小児リウマチ，3：3-9，2012

治療施設の検討　第 2 章

第3章 治 療

1 治療目標

　臓器障害の発生と進行を阻止し，質の高い日常生活を生涯にわたって患児に提供することが，最終的な治療目標である．また，本症は成長過程で発症する慢性疾患であることから，患者の心身の成長をサポートすることも，もう1つの治療目標である．

2 初期治療の重要性

　SLEは寛解と再燃を繰り返し，徐々に標的臓器の組織破壊と修復過程における線維化が蓄積していく慢性疾患である．その病理学的所見を時系列に整理すると，①病初期にみられる炎症性細胞の浸潤に伴う組織の浮腫，破壊の進行，②免疫複合体の沈着による組織破壊，③組織破壊の終局像である硬化性病変と修復過程における線維化の蓄積であり，③の段階では薬剤による治療効果は期待できない．したがって，炎症抑制と異常免疫反応抑制を目指した徹底的な治療が病初期から重要であると同時に，長期的視点をもった治療戦略が必要である[1,2]．つまり，再燃を起こす可能性の低い治療法が適切な治療法といえる．

3 重症度分類

　この「小児SLE診療の手引き2018年版」では，臓器障害やその進行リスクに応じて，急性期病態を"低リスク"，"中等度リスク"，"高リスク"の3群に分け，その治療展開について記載する（**図1**）．ループス腎炎例におけるリスク群の分類に必要なInternational Society of Nephrology/Renal Pathology Society（ISN/RPS）によるループス腎炎分類（2003）[3]を**表7**に示す．

　本邦で行われた全国調査の予後解析結果や従来の報告から，小児SLEの臓器障害リスクの分類を以下のように規定した．しかしながら，多数例を詳細に解析した十分なエビデンスに基づく明確な基準ではないため，このSLE診療の手引きの運用にあたっては，主治医は，臓器障害の存在やその程度，疾患活動性，治療抵抗性などの病態評価を十分に行ったうえで判断し，リスク分類を参考に患児の病態に応じた適切な治療を選択することが必要である．

24　小児全身性エリテマトーデス（SLE）診療の手引き　2018年版

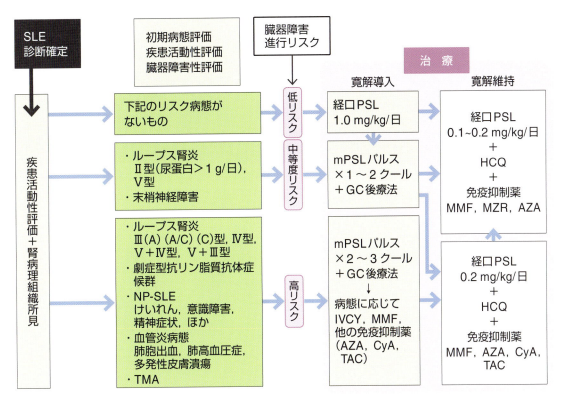

診断確定後，疾患活動性の評価や薬効評価のための検査を行い，速やかに治療を開始する．腎生検は安全性を優先して，治療開始後の安定した時期に行う．IVCYとMMFの使い分けはそれぞれ＊と＃で示すが，V型腎炎の場合はMMFが用いられる．mPSLやIVCY療法の実際は本文（p.27～30）と補足2（p.31），補足4（p.32）に記載した．

[具体的な処方目安]

低リスク群
　寛解導入　　経口PSL 1.0 mg/kg/日（上限60 mg/日）
　寛解維持　　経口PSL 0.1 mg/kg/日＋HCQ＋〔必要に応じて経口免疫抑制薬（MZR，AZA）〕

中等度リスク群
　寛解導入　　mPSLパルス療法1～2クール→GC後療法：経口PSL 0.7～0.8 mg/kg/日
　寛解維持　　経口PSL 0.1～0.2 mg/kg/日＋HCQ＋経口免疫抑制薬（MZR，AZA，CyA，TAC，MMF）

高リスク群
　寛解導入　　mPSLパルス療法2～3クール→GC後療法：経口PSL 0.8～1.0 mg/kg/日＋IVCY療法＊・MMF＃
　　　　　　　Ⅲ（C）型腎炎＊＃，Ⅳ型腎炎＊＃，Ⅴ型腎炎＃，NP-SLE＊，肺胞出血＊，多発性皮膚潰瘍＊
　寛解維持　　経口PSL 0.2 mg/kg/日＋HCQ＋経口免疫抑制薬（CsA，TAC，MMF，AZA）

内服PSL 0.2 mg/kg/日以下で寛解維持できない例，再燃反復例ではリスクを1つ上げた治療を行う．
腎炎例，抗リン脂質抗体症候群では，抗凝固療法を併用する．

図1 小児SLEの治療手順

NP-SLE（neuropsychiatric SLE，精神神経SLE），TMA（thrombotic microangiopathy，血栓性微小血管障害症），PSL（プレドニゾロン），MZR（ミゾリビン），AZA（アザチオプリン），CyA（シクロスポリンA），TAC（タクロリムス），MMF（ミコフェノール酸モフェチル），IVCY（経静脈シクロホスファミド）療法，HCQ（ヒドロキシクロロキン），GC（グルココルチコイド），mPSL（メチルプレドニゾロン）

a）低リスク群

【定義】明確な臓器障害はなく，今後の経過で軽度から中等度の臓器障害への進展する可能性がある病態．

・ループス腎炎：Ⅰ型，Ⅱ型（尿蛋白＜1 g/日）
・発熱，皮疹，関節痛，軽度の血小板減少，皮膚に限局した血管炎などの症状
・抗dsDNA抗体の増加や血清補体値低下は軽微で，抗リン脂質抗体は陰性

表7 ISN/RPS[※]によるループス腎炎の2003年分類

Ⅰ型	微少メサンギウムループス腎炎	
Ⅱ型	メサンギウム増殖性ループス腎炎	
Ⅲ型	巣状ループス腎炎	
	・全糸球体の＜50％に病変がみられる場合をⅢ型（巣状）ループス腎炎と定義する	
	・活動性病変（A）と慢性化病変（C）の有無で，以下のように分けられる	
	Ⅲ（A）型	活動性病変：巣状増殖性ループス腎炎
	Ⅲ（A/C）型	活動性病変とびまん性および慢性化病変：巣状増殖性および硬化性ループス腎炎
	Ⅲ（C）型	糸球体瘢痕化を伴う慢性化非活動性病変：巣状硬化性ループス腎炎
Ⅳ型	びまん性ループス腎炎	
	・全糸球体の≧50％に病変がみられる場合をⅣ型（びまん性）ループス腎炎と定義する	
	・活動性病変（A）や慢性化病変（C）の有無に加え，病変を有する糸球体の≧50％に分節性病変をもつ分節性（Ⅳ-S）ループス腎炎と，≧50％が全節性病変を示す全節性（Ⅳ-G）ループス腎炎とに分けられる	
	Ⅳ-S（A）型	活動性病変：びまん性分節性増殖性ループス腎炎
	Ⅳ-G（A）型	活動性病変：びまん性全節性増殖性ループス腎炎
	Ⅳ-S（A/C）型	活動性および慢性化病変：びまん性分節性増殖性および硬化性ループス腎炎
	Ⅳ-G（A/C）型	活動性および慢性化病変：びまん性全節性増殖性および硬化性ループス腎炎
	Ⅳ-S（C）型	慢性化病変：びまん性分節性増殖性および硬化性ループス腎炎
	Ⅳ-G（C）型	慢性化病変：びまん性全節性増殖性および硬化性ループス腎炎
Ⅴ型	膜性ループス腎炎	
	・Ⅲ型もしくはⅣ型と複合する場合は，それぞれⅢ＋Ⅴ型，Ⅳ＋Ⅴ型と表記する	
Ⅵ型	進行した硬化性ループス腎炎	

※International Society of Nephrology/Renal Pathology Society

（文献3より引用）

b）中等度リスク群

【定義】軽度～中等度の臓器障害があり，今後の経過で重篤な臓器障害へと進展する可能性のある病態.

・ループス腎炎：Ⅱ型（尿蛋白＞1g/日），Ⅴ型，間質性腎炎

・軽微な NP-SLE 末梢神経障害

・軽度の心筋炎

・筋力低下を伴う筋炎

・漿膜炎

c）高リスク群

【定義】生命予後や臓器機能予後に，重篤な結果をもたらす可能性のある病態.

・ループス腎炎：Ⅲ型，Ⅳ型，anti-neutrophil cytoplasmic antibody（ANCA）陽性，Ⅲ＋Ⅴ型，Ⅳ＋Ⅴ型，半月体形成性急速進行性糸球体腎炎

・NP-SLE（**Appendix 2**, p.49）[4]

・横断性脊髄炎，視神経炎

・血管炎病態：肺胞出血，難治性間質性肺炎，多発性皮膚潰瘍，肺動脈性肺高血圧症，網膜血管炎，重度の心筋炎，腹部血管炎（重度のループス腸炎）

・血栓性微小血管障害（thrombotic microangiopathy：TMA）

・顔面に発症した深在性エリテマトーデス（Lupus profundus）

26　小児全身性エリテマトーデス（SLE）診療の手引き　2018年版

・劇症型抗リン脂質抗体症候群

・重症溶血性貧血（Hb＜7.0 g/dL），重症血小板減少症（血小板数＜2.0×10^4/
　μL），重症好中球減少症（好中球数＜500/μL）

・膵炎

d)その他の注意点

・適切な治療を行っても，再燃を繰り返す例は1段階上の治療を選択する．

・専門医に相談すべき症例：高リスク群，抗リン脂質抗体症候群合併例，
　NP-SLE

4　臓器障害リスク群別の治療[5]

　臓器障害リスク群別に具体的な治療を図1に，免疫抑制薬の選択については表8
に示した．しかし個々の病態は多様であり，治療に対する反応もさまざまである．
したがって，以下の治療はあくまでも目安であり，治療開始後は病勢の変化を適
切に評価し，常に最適な治療を模索する姿勢が必要である．

a)低リスク群の治療

【寛解導入】

　副腎皮質ステロイドとして，経口プレドニゾロン（prednisolone：PSL）1.0
mg/kg/日（分3）（最大量60 mg/日）から治療を開始し，ヒドロキシクロロキ
ン（hydroxychroloquine：HCQ）を併用するのがのぞましい（補足1，p.31）[6]．
症状が消失し，抗dsDNA抗体価や血清補体値の改善傾向を確認後にPSL減量を
開始するが，通常4週間ほどの期間が必要である．開始量やステロイドに対する
個々の反応性の違いもあり，減量ペースをマニュアル化することは困難である．
PSLは減量に伴って1日2回（朝，昼），1日1回（朝）へと投与回数を減らすが，減
量中はどのリスク群においても定期的に血液・血清学的検査と諸臓器の検索（表1，
p.15）を反復することは必須である．

【寛解維持】

　最終的にはPSL 0.1 mg/kg/日前後（分1）での寛解維持を目標とする．経過中
は血液・血清学的検査と諸臓器の検索を定期的に行い，特に低補体血症の出現や
抗dsDNA抗体価の増加などに気をつける．免疫抑制薬やHCQを併用していても
PSL 0.2 mg/kg/日（最大10 mg/日）で寛解を維持できない症例では，中等度以
上のリスク群として対応する．

　PSLの減量下限についてはいずれのリスク群においても明らかではなく，初期
治療や併用療法，治療開始後の経過や寛解持続期間，個々の病態の重症度によっ
て異なるが，一般的に0.2 mg/kg/日以下への減量，特に5.0 mg/日未満への減量
では再燃のリスクが上昇することが経験的に知られている．症例によってはステ
ロイドの中止が可能な場合もあるが，低リスク群であっても原則としてステロイ
ドを中止しない．

b)中等度リスク群の治療

【寛解導入】

メチルプレドニゾロン（methylprednisolone：mPSL）パルス療法[7,8]（補足2, p.31），状況によっては経口PSL 1.0〜2.0 mg/kg/日（分3）で治療を開始する．mPSLパルス療法導入例では，1〜2クール終了後，後療法としてPSL 0.7〜0.8 mg/kg/日へ減量することがのぞましい．同時に，HCQの併用を開始する．大量ステロイドは血液凝固を促進し血栓形成のリスクとなることから，mPSLパルス療法を行う場合は，開始前から抗凝固療法を併用することが必要である．

【寛解維持】

発症時に中等度リスク群であっても経過中に病態が重篤化し，臓器障害が進行する例がしばしばあり，アザチオプリン（azathioprine：AZA）[9]，ミゾリビン（MZR）[10,11]，ミコフェノール酸モフェチル（mycophenolate mofetil：MMF）（補足3, p.32）[12]，シクロスポリンA（cyclosporin A：CyA）[13]，タクロリムス（tacrolimus：TAC）などの経口免疫抑制薬を併用する．それぞれの免疫抑制薬の投与方法に加え，適応のある重症度や病態を**表8**に示す．AZAは悪性疾患に関するリスクを考え5年間の投与を目安とするが，妊娠中に併用可能な免疫抑制薬という利点も考慮する．なお，中等度以上のリスクのある症例では，PSLの減量過程で隔日投与は行わない．

免疫抑制薬を適切に併用しても，寛解維持にPSL 0.2 mg/kg/日（最大10 mg/日）以上が必要な場合や，再燃を起こす症例は"高リスク群"として扱う．

それ以上の減量は症例の疾患活動性を評価しながら慎重に行う．

c)高リスク群の治療

【寛解導入】

mPSLパルス療法を2〜3クール行い，後療法としては経口PSL 0.8〜1.0 mg/kg/日（分3）を開始する．その後，活動性指標を目安にPSLの減量を開始するが，寛解を持続したまま減量を図るために，また，より少量のステロイド薬による寛解維持を図るために，免疫抑制薬としてCyA，TAC，MMF[12]を併用する（**表8**）．

Ⅲ・Ⅳ型のループス腎炎では，mPSLパルス療法による寛解導入療法に引き続き，経静脈シクロホスファミド（intravenous cyclophosphamide：IVCY）療法（補足4, p.32），あるいはMMFを導入する．

IVCY療法は，小児SLEの重症例に対して2011年に適応承認が得られた[14]．しかし，その導入にあたっては，専門医との連絡を密に行うことで，その適用や導入時期の判断を誤りなく行うことが重要である[15,16]．

なお，IVCY療法の副作用として，将来的な生殖腺障害，悪性疾患の発生などが危惧されるため，導入にあたってはそのメリットとリスクを十分に家族に説明したうえで開始する必要がある．妊孕性に関しては，小児では成人よりシクロホスファミド（cyclophosphamide：CY）に対する耐容性が高いとする報告もある[17]．

治療 第3章

表8 小児SLEにおける免疫抑制薬の適応，投与量

薬剤		適応病態		一日投与量	有効血中濃度	小児SLEでの保険適用			参考文献
		リスク分類	病態			SLE	LN	NS	
Mizoribine（ミゾリビン）	MZR	低リスク〜(中等度)	・Ⅱ型腎炎（寛解維持）	2〜4 mg/kg/日（分1〜分3）	分1：C2値2〜3 μg/mL	×	○	○	10)11)
Azathioprine（アザチオプリン）	AZA	低リスク〜中等度	・Ⅱ，Ⅲ，Ⅳ型腎炎（寛解維持）・ステロイドsparing効果	1〜3 mg/kg/日（最大 150 mg/日）		○	○	×	9)21)
Cyclosporin A（シクロスポリンA）	CyA	中等度〜高リスク	・Ⅴ型腎炎（寛解導入）・Ⅲ，Ⅳ，Ⅴ型腎炎（寛解維持）・ステロイドsparing効果・MAS	1.5〜5 mg/kg/日（分1または分2）	分1：ピーク値400〜700 ng/mL分2：トラフ値50〜100 ng/mL	×	×	○	13)21)
Tacrolimus（タクロリムス）	TAC	中等度〜高リスク	・Ⅴ型腎炎（寛解導入）・Ⅲ，Ⅳ，Ⅴ型腎炎（寛解維持）・ステロイドsparing効果	0.05〜0.15 mg/kg/日（分1）	トラフ値：3〜5 ng/mL	×	○	×	23)
Mycophenolate mofetil（ミコフェノール酸モフェチル）	MMF	中等度〜高リスク	・Ⅲ，Ⅳ，Ⅴ型腎炎（寛解導入）・Ⅱ〜Ⅴ型腎炎（寛解維持）・IVCY不応例・ステロイドsparing効果	小児：0.3〜1.2 g/m²/日（分2）（最大2 g/日）成人：0.5〜2 g/日（分2）（最大3 g/日）		×	○	×	12)21)22)23)31)
Intravenous cyclophosphamide therapy（経静脈シクロホスファミド療法）	IVCY	中等度〜高リスク	・Ⅲ，Ⅳ，Ⅴ型腎炎（寛解導入）・NP-SLE・肺胞出血（血管炎）・劇症APS	小児：1回500 mg/m²を4週ごとに7回→以降3カ月ごとに2回（1年コース）成人：1回500〜1,000 mg/m²を4週ごと		○	○	×	14)15)16)17)21)22)23)
Hydrocychloroquine（ヒドロキシクロロキン）	HCQ	低〜高リスク	・皮疹，倦怠感・ステロイドsparing効果・再発抑制	標準体重に応じて200〜400 mg/日（分1）		○	○	×	6)20)

MAS：マクロファージ活性化症候群，LN：ループス腎炎，NS：ネフローゼ症候群，NP-SLE：神経精神SLE，APS：抗リン脂質抗体症候群

しかし，悪性疾患の発生については明確なリスク値は示されていない．そこで，小児SLEにおけるIVCY療法のCY投与量は500 mg/m²/回とし，投与期間もNational Institutes of Health（NIH）原法の2年コースを6カ月〜1年に短縮するなどの工夫が行われている．

IVCY療法の副作用である出血性膀胱炎に対し，2-mercaptoethane sulfonate sodium（MESNA）を予防的に使用する[5]．また大量輸液による予防が必要であるが，ネフローゼ症候群や急性腎障害を呈する患児でIVCY療法を選択する場合は，尿量や水分管理に十分な注意を払うべきである．

29

MMF（**補足3**，p.32）は，通常小児では150 mg（通常300 mg）〜1,200 mg/m^2/日（12時間ごと，分2）から開始して増量するが[5]，上限投与量は2,000 mg/日である．副作用としては消化器症状（下痢13.4％）が多く，血球減少，感染症〔サイトメガロウイルス，BKウイルス，B型肝炎ウイルス（hepatitis B virus：HBV），C型肝炎ウイルス，真菌感染症など〕，高尿酸血症，肝機能障害などに注意が必要である．なお，MMFは脳血液関門を通過しにくいため，NP-SLEの寛解導入療法の治療薬としては選択されない．

【寛解維持】

中等度リスク群の寛解維持療法に準じた治療を行う．PSL減量が困難な例が多く，また免疫抑制薬の併用が必須であることから，感染症や副作用に対する下記の併用薬を検討する．

d) その他の薬剤

【抗菌薬の予防投与】

高用量のステロイドによる治療を受けている，あるいはそれに免疫抑制薬を併用されているなど，ニューモシスチス肺炎のリスク因子を有する症例ではST合剤などの予防投与を考慮する．

処方例：PSL 20 mg/日（1 mg/kg/日）以上，あるいは，PSL 10 mg/日（0.5 mg/kg/日）以上を強力な免疫抑制薬と併用して，2カ月間を超えて使用する場合には，成人であれば，ST合剤1日1回1錠〔スルファメトキサゾール（SMX）400 mg/トリメトプリム（TMP）80 mg〕を連日内服，あるいは1日1回2錠を週3日内服する．ただし，投与前に禁忌等に該当する症例でないことを確認し，開始後は血球減少や薬剤アレルギーなどの副反応に十分注意をする[18]．

【その他】

SLEではステロイドによる継続的な治療が必要なため，骨粗鬆症防止を目的とした治療は必須である．ビタミンD製剤（サプリメントを含む）に加え，成人ではビスフォスフォネート製剤（第一選択薬はリセドロネートまたはアレンドロネート）[19]が使われているが，小児では保険適用がない．

蛋白尿が遷延する症例や，積極的な血圧コントロールが必要な症例では，6歳以上であればアンジオテンシン変換酵素阻害薬（angiotensin-converting-enzyme inhibitor：ACEI）／アンジオテンシンⅡ受容体拮抗薬（angiotensin Ⅱ receptor blockers：ARB）の併用を考慮する（**補足5**，p.32）．

抗リン脂質抗体陽性例では血栓症合併のリスクがあるため，抗凝固療法が併用されることがある．臨床的に動・静脈の血栓症，血小板減少症，習慣流産・死産・子宮内胎児死亡などを認め，抗リン脂質抗体症候群（antiphospholipid syndrome：APS）を合併している場合の治療の詳細は**Appendix 3**（p.50）に記載する．

治療　第3章

補足 1　ヒドロキシクロロキン（HCQ）

　HCQは，欧米では40年以上使用されてきた薬剤である．軽症～中等症の
SLEを中心に，特に皮膚病変や倦怠感などの全身症状，筋骨格系症状，血球減
少に対して使用される．小児では6歳以上に適応があり，かつ標準体重に応じ
た投与用法が定められている．

　副作用として特に注意が必要なものに眼障害（網膜症，黄斑症，黄斑変性）が
ある．その他の副作用には下痢，薬疹などがある．HCQ網膜症では，初期には
中心窩周囲に顆粒状変化がみられ，進行すると黄斑部にbull's eye（標的黄斑
症）が出現し，末期には網脈絡膜萎縮をきたす．網膜障害は，内服開始5年を
超えるとリスクが増大する[6]．特に成人では累積投与量が200 gを越える場合
は注意が必要であるといわれている[20]．小児でも3年以上の継続投与症例に
は注意が必要であると思われる．このため眼科医と連携し，スペクトラムドメ
イン光干渉断層計を用いた定期的な眼科診察による早期発見が重要である．早
期発見し，HCQを中止すれば視力低下の進行はない．このためHCQ開始直前，
および少なくとも1年ごとの眼科診察が必要である[6]．リスク症例〔2年以上継
続投与，累積投与量200 g以上（成人），肝腎機能障害，視力障害，SLE網膜症，
投与後眼科検査異常を伴う症例など〕では半年ごとに眼科検査を実施する．

【HCQ使用時の標準体重算出法】

　女性患者の標準体重（kg）＝〔身長（cm）－ 100〕× 0.85

　男性患者の標準体重（kg）＝〔身長（cm）－ 100〕× 0.9

【HCQの内服用量】

・標準体重が31 ～ 46 kg未満の児で200 mgを1日1回内服する
・46 ～ 62 kg未満の児では1日1回200 mgと1日1回400 mgを1日おきに交互に内服
・62 kg以上の場合は1日1回400 mgを内服する

補足 2　メチルプレドニゾロン（mPSL）パルス療法の実施例

　mPSL（ソル・メドロール®）20 ～ 30 mg/kg（最大1,000 mg）をソリタ®T3
液や5％グルコース液などに混和し，2時間で点滴静注する．通常は3日間
連続して投与し（1クール），1週間間隔で2 ～ 3クール反復する．血栓形成予
防のため，mPSLパルス1 ～ 2日前からAPTTの1.5倍延長を目標にヘパリ
ン10 U/kg/時，または200 U/kg/日で開始し，1クール終了翌日まで持続
する．

　パルス療法中は，血圧測定，モニター装着を行い，血圧上昇，不整脈の監
視を行う．異常があれば，投与速度を減速するか，一時中断する．

31

補足3 ミコフェノール酸モフェチル（MMF）

MMFは，成人のⅢ・Ⅳ型ループス腎炎の初期治療において，IVCYと選択する形でステロイド療法と併用することが推奨されている[21]．小児SLEにおいても，少数例での検討ではあるが，MMFの有効性を報告した報告[12]やIVCY療法と比較した報告[22]があり，本邦では2015年に1歳以上のループス腎炎への適応が承認された．またⅤ＋Ⅳ型腎炎を対象とした成人SLEでの検討では，MMF＋TACによる初期治療の寛解導入率は，IVCY療法より優れていたと報告[23]されるなど，MMFはIVCY療法より安全性の高い治療方法として認識されている[24]．

補足4 経静脈シクロホスファミド（IVCY）療法

本邦の小児SLEを対象とした2009年の全国調査では，治療開始6カ月以内の初期からIVCY療法を含む免疫抑制薬を併用した群では，非併用群と比較してその平均6年後の腎生検におけるⅣ型腎炎例の頻度や，damage index値を有意に減少させていた[25]．この結果は，早い段階からの免疫抑制薬併用が，その後の臓器障害の発生や進展を抑止しうる可能性を示唆しており，重症例においては免疫抑制薬の早期併用が，長期予後改善のキードラッグである．

補足5 ACEI/ARBの投与について

ACEI/ARBで小児への投与量が設定されているものは限られている．海外で成人のループス腎炎への効果が確認され，本邦で小児投与量の記載があるのは以下の薬剤である．

いずれも低用量から開始し，適宜増減するが，特に腎機能低下がある場合には注意が必要である．妊娠を希望する場合は，胎児死亡や催奇形性の危険性があるため中止する必要がある．脱水の際には，有効循環血液量の減少により腎前性急性腎不全をきたす危険性があるため休薬する．

【1. アンジオテンシン変換酵素阻害薬（ACEI）】

・エナラプリル（enalapril）
　生後1カ月以上：0.08 mg/kgを1日1回　（最大投与量：10 mg/日）
・リシノプリル（lisinopril）
　6歳以上：0.07 mg/kg/を1日1回（最大投与量：20 mg/日）

【2. アンジオテンシン受容体拮抗薬（ARB）】

・バルサルタン（valsartan）
　6歳以上：体重35 kg未満1日1回20 mg，体重35 kg以上1日1回40 mg
　　　　（最大投与量：体重35 kg未満は40 mg/日）
・カンデサルタン（candesartan）
　1歳以上6歳未満：0.05～0.4 mg/kgを1日1回
　6歳以上：2～8 mgを1日1回
　　　　（最大投与量：12 mg/日，腎障害を伴う場合は8 mg/日）

・ロサルタン（losartan）（小児では薬事未承認）
投与量：初期量 0.7 mg/kgを1日1回（最大投与量：50 mg／日）
症状を観察しながら 1.4 mg/kg／日（最大100 mg／日）まで増量可

5　初期治療の評価

治療反応性については，短期的および長期的に複数の症状や検査項目を総合して評価する．

a）短期的効果の指標

臨床所見：解熱，関節痛の消退，浮腫の消退など．皮疹の改善は遅れる．

検査所見：血小板数増加，ヘモグロビン値増加，赤沈値正常化，低補体の改善，フィブリン分解産物減少，γ-グロブリン分画正常化，尿所見（血尿，蛋白尿）改善，抗dsDNA抗体価の改善．

b）長期的効果の指標

臨床所見：皮疹の改善，易疲労感の消失など．

検査所見：抗dsDNA抗体の陰性化，腎病理組織所見の改善など．

c）疾患活動性指標の使い方

以上の臨床所見，検査所見の改善を全体的に俯瞰し，疾患活動性を評価する方法として，SLEDAI，BILAG，SLICC- renal activity score（RAS）などがある．特にSLEDAIの腎関連スコアは，小児ループス腎炎の病理像をよく反映する[26]．しかしこれらの指標はコホート研究などで用いる評価方法であり，個々の症例でその治療効果や疾患活動性を評価することは難しい[27]．

6　合併症の治療

a）抗リン脂質抗体症候群（APS）

抗リン脂質抗体陽性例で，臨床的に動・静脈の血栓症，血小板減少症，習慣流産・死産・子宮内胎児死亡などをみる場合は抗リン脂質抗体症候群（APS）と称される．動・静脈血栓症を認め，抗リン脂質（aPL）抗体が12週の間隔をあけて2回血中に証明されればAPSと診断される（**表9**）[28]．小児SLEにおいても，APS合併は全体の11％にみられる[25]．**Appendix 3**（p.50）に，個々APSの血栓症に対する治療を示すが，一般的に血小板血栓である動脈血栓では抗血小板薬（少量アスピリン）を中心とした治療が，フィブリン血栓である静脈血栓に対しては抗凝固薬（ワルファリン）が選択される[30]．

b）シェーグレン症候群（Sjögren syndrome：SS）

小児SLEの25.1％にSSの合併がみられる[25]．小児例では，乾燥症状を欠くなど成人と臨床像が異なるため，小児SSの診断基準[31]や成人のSS診断基準[32]で診断する．主要症状の治療においてはSLEの治療でカバーされるが，乾燥症状に対しては人工涙液やムスカリン作動性アセチルコリン受容体刺激薬の内服が追加される．

表9 抗リン脂質抗体症候群の分類基準

臨床基準の1項目以上が存在し，かつ検査項目のうち1項目以上が存在するとき，抗リン脂質抗体症候群とする．

臨床基準

1）血栓症
- いかなる組織，臓器でもよい
- 過去の血栓症も診断方法が適切で明らかな他の原因がない場合は臨床所見に含めてよい
- 表層性の静脈血栓は含まない

2）妊娠合併症
① 妊娠10週以降で，他に原因のない正常形態胎児の死亡，
② (i) 子癇，重症の妊娠高血圧腎症（子癇前症），もしくは，
　　(ii) 胎盤機能不全による妊娠34週以前の正常形態胎児の早産，または，
③ 3回以上つづけての，妊娠10週以前の流産
　　（ただし，母体の解剖学的異常，内分泌学的異常，父母の染色体異常を除く）

検査基準

1. International Society of Thrombosis and Hemostasis のガイドラインに基づいた測定法で，ループスアンチコアグラントが12週間以上の間隔をおいて2回以上検出される
2. 標準化された ELISA 法において，中等度以上の力価の（＞40 GPL or MPL，または＞99パーセンタイル）IgG型，またはIgM型のaCLが12週間以上の間隔をおいて2回以上検出される
3. 標準化された ELISA 法において，中等度以上の力価（＞99パーセンタイル）のIgG型，またはIgM型の抗β_2-GPⅠ抗体が12週間以上の間隔をおいて2回以上検出される

＊本邦では抗β_2-GPⅠ抗体の代わりに，抗カルジオリピンβ_2-GPⅠ複合体抗体を用いる．

（文献28，29より引用）

c）血栓性微小血管障害（thrombotic microangiopathy：TMA）

　TMAは，細血管内血小板血栓，血小板減少，溶血性貧血（破砕赤血球）の3つの病態をもつ病理学的診断であり，血栓性血小板減少性紫斑病（thrombotic thrombocytopenic purpura：TTP）や溶血性尿毒症症候群（hemolytic-uremic syndrome：HUS），APSなどが含まれる．原因はさまざまであるが，最近ではa disintegrin-like and metalloproteinase with thrombospondin type 1 motifs 13（ADAMTS13）活性が著減（10％未満）するものをTTPと定義するようになった．

　TMAは血小板減少，微小血管性溶血性貧血，発熱，神経障害，腎障害の5症候を特徴とするが，すべての症候が揃わないことも多い．SLEでTMAを発症した場合の死亡率は以前は34〜63％と高く[33]，また神経症状と腎障害が併存する症例は生命予後不良であった[34]．TMA合併SLEにおいて，ADAMTS13活性が著減（5％未満）する例が約40％を占める．

　治療の基本は血漿交換療法であり，新鮮凍結血漿（fresh frozen plasma：FFP）の補充を行う．血小板輸血は血栓形成を助長するため，原則禁忌である．また，血漿交換療法に引き続き，ステロイド大量投与（パルス療法），免疫抑制薬，リツキシマブなどを併用することでより高い救命率が得られるようになった[34]．

文献

1) 横田俊平，他：長期予後からみた小児SLEに対するメチルプレドニゾロン・パルス療法の効果と限界．リウマチ，32：215-222，1992

2) 宮前多佳子，他：小児期発症ループス腎炎寛解維持の改善．メチルプレドニゾロン・パルス療法後の寛解維持療法における免疫抑制薬導入の効果．リウマチ，39：829-835，2000

3) Weening JJ，et al：The classification of glomerulonephritis in systemic lupus erythematosus revisited．Kidney Int．65：521-530，2004

4) 「Dubois' Lupus Erythematosus and Relataed Syndromes，8th ed」（Wallace DJ & Hahn BH，eds）．Elsevier，2013

5) Mina R，et al：Consensus treatment plans for induction therapy of newly-diagnosed proliferative lupus nephritis in juvenile systemic lupus erythematosus．Arthritis Care Res，64：375-383，2012

6) 近藤峰生，他：ヒドロキシクロロキン適正使用のための手引き．日本眼科学会雑誌，120：419-428，2016

7) Cathcart ES，et al：Beneficial effects of methylprednisolone "pulse" therapy in diffuse proliferative lupus nephritis．Lancet，1：163-166，1976

8) Ponticelli C，et al：Treatment of diffuse proliferative lupus nephritis by intravenous high-dose methylprednisolone．Q J Med，51：16-24，1982

9) Silverman E：What's new in the treatment of pediatric SLE．J Rheumatol，23：1657-1660，1996

10) Yoshidome K，et al．Efficacy of mizoribine in the treatment of systemic lupus erythematosus in children．Pediatr Int，46：444-449，2004

11) Tanaka H，et al．Mizoribine intermittent pulse protocol for induction therapy for systemic lupus erythematosus in children：an open-label pilot study with five newly diagnosed patients．Clin Rheumatol，27：85-89，2008

12) Falcini F，et al：Mycophenolate mofetil for the treatment of juvenile onset SLE：a multicenter study．Lupus，18：139-143，2009

13) Conti F，et al．Safety profile and causes of withdrawal due to adverse events in systemic lupus erythematosus patients treated long-term with cyclosporine A．Lupus，9：676-680，2009

14) Mori M，et al．Acquisition of expanded indications for intravenous cyclophosphamide in the treatment of childhood rheumatic disease in general．Mod Rheumatol，21：449-457，2011

15) Lehman TJA，et al．Intermittent intravenous cyclophosphamide therapy for lupus nephritis．J Pediatr，114：1055-1060，1989

16) 黒澤るみ子，他：小児期発症SLEの治療法の変遷とその効果についての検討-経静脈的シクロホスファミド・パルス療法の有効性について．リウマチ，43：632-637，2003

17) Martin F，et al．Side-effects of intravenous cyclophosphamide pulse therapy．Lupus，6：254-257，1997

18) Gupta D，et al．Prophylactic antibiotic usage for pneumocystis jirovecii pneumonia in patients with systemic lupus erythematosus on cyclophosphamide：a survey of US rheumatologists and the review of literature．J Clin Rheumatol，14：267-272，2008

19) Suzuki Y，et al：Guidelines on the management and treatment of glucocorticoid-induced osteoporosis of the Japanese Society for Bone and Mineral Research：2014 update．J Bone Miner Metab，32：337-350，2014

20) Grierson DJ．Hydroxychloroquine and visual screening in a rheumatology outpatient clinic．Ann Rheum Dis，56：188-190，1997

21) Hahn BH，et al：American College of Rheumatology Guidelines for screening，treatment，and management of lupus nephritis．Arthritis Care Res，64：797-808，2012

22) Koo HS，et al：The effects of cyclophophamide and mycophenolate on end-stage renal disease and death of lupus nephritis．Lupus，20：1442-1449，2011

23) Bao H，et al：Successful treatment of Class V + IV lupus nephritis with multitarget therapy．J Am Soc Nephrol，19：2001-2010，2008

24) Palmer SC，et al：Induction and maintenance immunosuppression treatment of proliferative lupus nephritis；A network meta-analysis of randomized trials．Am J Kidney Dis，70：324-336，2017

25) 武井修治：小児全身性エリテマトーデス（SLE）の難治性病態と治療に関する研究．小児期のリウマチ・膠原病の難治性病態の診断と治療に関する研究．厚生労働科学研究費補助金（免疫アレルギー疾患等予防・治療研究事業）平成22年度総括研究報告書，74-78，2011

26) Mina R，et al：Validation of the lupus nephritis clinical indices in childhood-onset systemic lupus erythematosus．Arthritis Care Res，68：195-202，2016

27) Silverman E & Eddy A：Systemic lupus erythematosus．「Textbook of Pediatric Rheumatology，6th ed」（Cassidy T，et al，eds），pp315-343，Elsevier，2011

28) Miyakis S，et al：International consensus statement on an update of the classification criteria for definite antiphospholipid syndrome（APS）．J Thromb Haemost，4：295-306，2006

29) 原発性抗リン脂質抗体症候群（指定難病48）：難病情報センター

　[http://www.nanbyou.or.jp/entry/4102]

30) 小池隆夫：抗リン脂質抗体症候群の治療指針試案について．自己免疫疾患の病因・病態解析と新たな治療法の開発に関する研究．厚生科学研究費補助金（特定疾患対策研究事業）平成13年度総括・分担研究報告書，135-137，2002

31) 「小児期シェーグレン症候群（SS）診療の手引き　2018年版」（厚生労働科学研究補助金 難治性疾患等政策研究事業 若年性特発性関節炎を主とした小児リウマチ性疾患の診断基準・重症度分類の標準化とエビデンスに基づいたガイドラインの策定に関する研究班 シェーグレン症候群分担班／編），羊土社，2018

32) 藤林孝司，他：シェーグレン症候群改訂診断基準．厚生省特定疾患自己免疫疾患調査研究班 平成10年度研究報告書，135-138，1999

33) Musio F，et al：Review of thrombotic thrombocytopenic purpura in the setting of systemic lupus erythematosus．Semin Arthritis Rheum，28：1-19，1998

34) Matsumoto M，et al：Diagnostic and treatment guidelines for thrombotic thrombocytopenic purpura（TTP）2017 in Japan．Int J Hematol，106：3-15，2017

第4章 寛解期の診療

1 治療目標

　免疫抑制薬の併用下に可能な限り少量のステロイドで寛解病態を維持し，臓器障害の発生や進行を抑止することが治療目標である．また，長期化している薬物療法の副作用の防止や早期発見に努めることも重要である．

　さらに，患児の心身の健全な発達を図るためには，しばしば学校や社会生活のサポートも必要で，服薬アドヒアランスの問題や不登校，いじめや自殺などの問題が特に思春期に発生しやすいことに留意すべきである．

　最終的な治療のゴールは，少量のPSLで寛解状態を維持し，臓器障害がない状態を長期にわたり維持しながら，患児に制限のない普通の生活を提供することである．SLEはステロイドを中止できる可能性が低い病気であり，短期的には治療中止を目標としない．しかし，MMFやHCQによる治療が一般化し，また生物学的製剤の治験も進められていることから，将来的にはこの治療目標は変わりうる可能性がある．

2 寛解病態の評価指標

a)臨床症状

　基本的には寛解期には無症状である．

　NP-SLEの場合，頑固な頭痛や抑うつ気分などの不定愁訴が持続しても，疾患活動性の指標となる血液検査に異常がないことが多い．したがって，不定愁訴が続く場合，NP-SLEを想定した磁気共鳴画像法（magnetic resonance imaging：MRI）や脳血流シンチグラフィー（^{99m}Tc-ECD，^{99m}Tc-HMPAO）などの画像検査を行う必要がある．

b)検査所見

　疾患活動指標検査として，末梢血，赤沈，尿所見，抗dsDNA抗体，補体（C_3，C_4），尿中β_2MGなどの評価を1～2カ月ごとに行う．抗リン脂質抗体陽性例では，これらの検査に凝固系検査を，シェーグレン症候群合併例や免疫抑制薬使用例ではIgGを加える．

36　小児全身性エリテマトーデス（SLE）診療の手引き　2018年版

3　副作用の評価

　成長（身長，体重）や二次性徴の評価（Tanner分類，精巣サイズ）に加えて，眼科検診（白内障，緑内障，HCQ網膜症），骨年齢，骨塩量測定を定期的に実施する．脂質異常症，脂肪肝の出現がないか血液検査（中性脂肪，総コレステロール）や腹部エコーで検査する．大腿骨骨頭壊死は，高用量ステロイド使用中の比較的早い時期から発生するため[1]，股関節に違和感を訴えた場合はMRI検査を行い，必要に応じて重い荷物を持つことを避けるなど日常生活を指導する．

文献

1）中村順一，他：小児全身性エリテマトーデスにおけるステロイド性骨壊死症のMRI所見．日本小児整形外科学会雑誌，18：88-93，2009

第5章 治療手順

　一般的な治療手順を**図1**（p.25）や，免疫抑制薬の選択を**表8**（p.29）に示したが，必ずしも想定した経過とはならない．したがって，小児 SLE の治療にあたっては，疾患活動性や臓器障害を総合的に評価しながら，個々の状況に合わせて治療にあたる必要がある．そのため，診断や治療に難渋する症例，非典型的な症状や経過がみられる場合は，治療経験の多い専門医（第2章，p.22）と連携した診療を進めることも重要である．

治療手順　第 5 章

39

第6章 患児とその家族への説明

1 日常生活

　再燃は，日常生活のさまざまな要因が契機となりうるが，日光暴露に対する防御は重要である．戸外活動が予定されている場合は，服装（帽子，長袖，長ズボンなど）に留意するとともに，十分に紫外線遮断効果のある日焼け止めクリームを積極的に活用する．

　易感染性に対する対策は，治療内容に応じた指示をすべきである．寛解期の治療であれば，手洗いやうがいの励行，インフルエンザ流行期のマスク着用，人混みを避けるなどの，一般的な対応で十分である．

　日常生活では，登校・体育・運動・食事・趣味などは一律に禁止項目を増やすのではなく，できることや負担のかからないことには積極的に参加するよう，医療側からも支援する必要がある．その意味で，学校との連携は欠かせない[1]．

2 予防接種

　小児リウマチ性疾患患者に対して策定された，予防接種ガイドライン[2]に従った感染防御対策は重要である．

　まずはワクチン接種歴を聴取する．また，感染症の既往歴を聴取し，既感染であっても抗体値の確認が必要である．特に水痘感受性者に関しては，状況が許す限り治療開始前に水痘ワクチンの接種を考慮する．生ワクチン接種から治療開始までの期間は3週間程度あけることがのぞましい．またHBVに関してはガイドラインにしたがって全例でB型肝炎スクリーニング（HBs抗原，HBs抗体，HBc抗体）を行い，未感染者に対してはワクチン接種，既感染者に対してはHBVウイルス量の監視を行う．

　不活化ワクチンはステロイド薬や免疫抑制薬による治療中においてもおおよそ有効で安全と考えられており，受傷時には破傷風抗ヒト免疫グロブリンの投与を積極的に考慮する．

　生ワクチンについては，大量のステロイド薬や免疫抑制薬の使用中には有効性が期待できず，またワクチンによる病態増悪の可能性が強く懸念されるため，投与を行わない．

　加えて，患児周囲に生活する家族，濃厚接触者，医療者は不活化ワクチンによる予防接種を積極的に受けるべきであるが，生ワクチン接種後はワクチンウイルスの排泄に注意するべきである．

3　妊娠と出産

妊娠は，妊娠中に継続可能な治療で1年間寛解を維持できている状況であれば可能である[3]．妊娠を希望する場合，一部の免疫抑制薬（MMF，MZR）や降圧薬（ACEI，ARB）を中止して他剤への変更を検討する必要があり，産科医やリウマチ内科医との密接な連携が重要である．なお，PSL，AZA，TAC，CyA，HCQの継続投与は許容されている．

4　動脈硬化

SLEに伴う慢性炎症病態（血管炎）や，治療薬による脂質異常症，高血圧，肥満やそれに伴う運動不足は，すべて動脈硬化の促進因子である[4]．動脈硬化の進行は，心血管系および脳血管系障害の発生リスクを高め，SLEの生命予後を脅かす．そのため，動脈硬化進行抑止の視点に立った患者管理や，食事や運動などによる健康管理指導が大切である[5]．

5　患児と家族の支援

小児SLEの多くが思春期の患児であり，副作用による容姿変化，入院や通院による学校生活や学習への影響，疾患の受容や将来への不安など，さまざまな問題を抱えることになる．そのため，いじめ，不登校，怠薬や拒薬などのさまざまな問題行動が発生する．

したがって，医療者は患児との対話を心がけ，臨床心理士などの協力を得ながら，患児の病気の受け入れを支援すべきである．そのためには，学校や家族との連携も欠かせない[6]．同時に患児の家族も，医療費や通院の負担，就労機会の減少，子どもの学校への対応などに多くの問題を抱えていることを，医療者が認識する必要がある．

文献

1) 武井修治：小児リウマチ性疾患（膠原病）の運動管理・生活管理．小児科，53：57-65，2012
2) 「小児の臓器移植および免疫不全状態における予防接種ガイドライン2014」（日本小児感染症学会／監），pp77-79，協和企画，2014
3) Andreoli L, et al：EULAR recommendations for women's health and the management of family planning, assisted reproduction, pregnancy and menopause in patients with systemic lupus erythematosus and/or antiphospholipid syndrome. Ann Rheum Dis, 76：476-485, 2017
4) Soep JB, et al. Assessment of atherosclerotic risk factor s and endothelial function in children and young adults with pediatric-onset systemic lupus erythematosus. Arthritis Rheum, 51：451-457, 2004
5) Expert panel on integrated guidelines for cardiovascular health and risk reduction in children and adolescents；Summary report. Pediatrics, 128：s213-s256, 2011
6) 武井修治：膠原病‐思春期へキャリーオーバーした疾患をもつ患者への対応．小児科，50：1875-1880，2009

Appendix

Appendix 1

小児SLEの皮膚症状

 小児のSLEは，成人SLEと比較してループス腎炎と低補体血症の頻度が高いことが特徴である．一方，皮膚症状においても，小児SLEと成人SLEでは明らかに成人とは異なる点がある．

1) 蝶形紅斑

 鼻根部をまたいで両頬部に広がる浮腫性紅斑（図1）であり，SLEの代表的な発疹である．急性型皮疹のため，通常病勢増悪期にみられるが，全身治療に伴って病勢が改善すれば，皮疹も消退する．小児では急速に皮疹が拡大することが多く，1週間の短い期間で典型的な蝶形紅斑を形成する例もある．また，小児SLEでは，初発症状として顔面の蝶形紅斑領域に滲出性紅斑が多発する例（図2）が多いので，注意が必要である．蝶形紅斑は小児SLE以外に若年性皮膚筋炎でもしばしば初発症状としてみられる[1,2]ため，蝶形紅斑のみで小児SLEと診断することは不可能である．しかし，若年性皮膚筋炎ではゴットロン徴候（Gottron徴候）が高率にみられることなどから，小児SLEと若年性皮膚筋炎を鑑別することが可能である．

2) 円板状エリテマトーデス（DLE）型皮疹

 成人SLEではよくみられる代表的な慢性型の皮疹である．皮膚限局型の症例をDLE（discoid lupus erythematosus），SLEに伴ってみられる場合はDLE型皮疹と呼ばれているが，基本的に臨床像は同一である．成人例では露光部に好発し，中央萎縮性角化性の紅斑を呈し，皮疹を縁取るように色素沈着がみられることが特徴である．一方，小児例では成人例と異なり，皮疹を縁取るような色素沈着は通常みられず，びらんや血痂を伴う滲出性紅斑型の皮疹を呈し（図3），慢性再発性に繰り返すことが特徴である．小児，特に10歳以下のDLE症例はきわめて稀であり[3]，好発部位は成人と同様に頭部，顔面，耳介などの露光部である[4]．性差に関しては男女比1：1で変わらないとする報告[5]，女児優位とする報告[3]など，一定の見解はみられないが，本邦では女児優位といわれている[6]．また，小児のDLE（皮膚限局型）では，将来的にSLEへ移行する可能性が高く，自己免疫性疾患の家族歴がある児ではその傾向が強いと報告[4]されている．

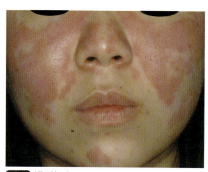

図1 蝶型紅斑

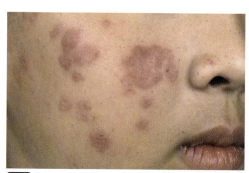

図2 蝶形紅斑領域に多発する滲出性紅斑

3）深在性エリテマトーデス

成人でも約3％程度と頻度の低い，皮下脂肪組織を炎症の主座とするエリテマトーデスの皮疹である．成人例では顔面と上腕が好発部位であり[7]，SLEの病勢が比較的落ち着いているときに皮疹のみ悪化する傾向がある．当初は浸潤の強い結節状を呈する鶏卵大までの紅斑であり，多発例では悪性リンパ腫との鑑別が必要になる．小児例でも好発部位は顔面と上肢であり（図4），発症年齢は平均8歳と報告されている[8]が，SLEに伴った症例は稀である．しかし，深在性エリテマトーデスは顔面の頬部が好発部位であること，また，脂肪織炎の結果，脂肪組織が融解し顕著な陥凹を残し，容姿面で問題になることから，早期発見と早期治療が必要である．

4）口腔内潰瘍

SLEの口腔粘膜病変は，硬口蓋にみられる無痛性潰瘍（図5）と，頬粘膜や硬口蓋などに生じるDLE型皮疹（図6）の2通りに分類される．口腔内粘膜疹の頻度については報告によって大きく

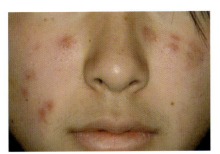

図3 円板状エリテマトーデス（DLE）型皮疹

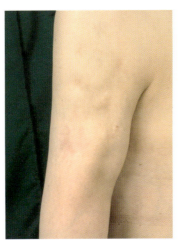

図4 上腕にみられた深在性エリテマトーデス

（文献7, Fig1より転載）

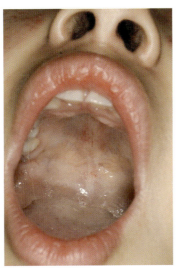

図5 口腔内潰瘍

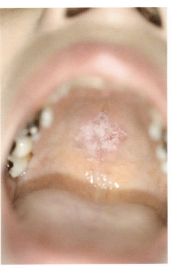

図6 硬口蓋にみられたDLE型皮疹

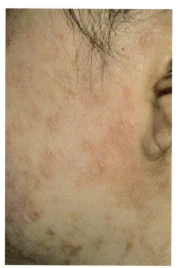
図7 水疱型エリテマトーデス

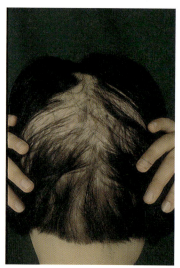
図8 脱毛

異なり，54.3％[9]と高率であるとする報告もあれば，15.8％と低率であるとする報告[10]もある．診断基準（p.16）に入っている口腔内潰瘍は無痛性で，SLEの急性期に硬口蓋に生じることが特徴であり，SLEの全身治療に伴って改善する．典型例では樹枝状の潰瘍を呈するが，点状出血を伴う浅いびらん程度の例も多い．一方，口腔内に生じるDLE型皮疹は露光部に生じる発疹とは異なり，白色角化性局面を呈することが多く，経過の長いことが特徴である．

5）水疱型エリテマトーデス

臨床的に3型に分類され，SLEの病勢増悪期にみられるものはⅠ型（SLEの皮疹が水疱化したもの）のことが多い．出現頻度は303例の小児SLE患者のなかで3例（1％）[11]と，稀であるが，SLICCのSLE分類基準[12]にも記載されている診断価値の高い特徴的な皮膚症状である．Ⅰ型の水疱性エリテマトーデスは小児，成人ともに原病の増悪期に生じる傾向があり，小児例では米粒大から小豆大までの小水疱が露光部（図7），非露光部などの広範囲に生じる[11]が，成人例では顔面などの露光部に水疱が好発する[13]点で異なっている．

6）脱毛

SLEにみられる代表的な脱毛は，ループスヘアといわれている細く折れやすい毛髪が特徴である．臨床的には前頭部にびまん性，非瘢痕性の脱毛を呈し（図8），円形の脱毛斑が混在することが多い．小児と成人のSLEで脱毛の臨床像に差はないが，脱毛の頻度は小児SLEの方が多い，と報告[14]されている．また，若年性皮膚筋炎や小児のシェーグレン症候群でもびまん性脱毛はみられるが，SLEの脱毛では頭皮に滲出性の紅斑（図8）がみられることが特徴であり，臨床的に有用である．

7）光線過敏症

小児，成人に共通してみられる代表的な症状である．SLEの光線過敏の頻度は60％前後の報告が多く，光線過敏を引き起こす責任波長はUVBであるとの考えが主流である．小児SLE 847例の検討では，光線過敏は45.6％にみられており，6歳未満の発症群では6〜12歳未満発症群，12〜18歳未満発症群と比較して，有意に光線過敏が低率であったと報告[15]している．一方，本邦5大学における成人SLE 83例の検討[16]では，

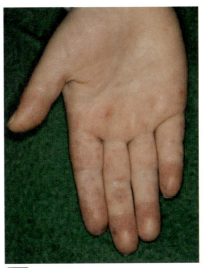
図9 滲出性紅斑

臨床的に光線過敏がみられた割合は59％（83例中49例）であったが，最少紅斑量の低下は約30％にとどまっており，臨床的な光線過敏と検査上の光線過敏に相関関係がみられない問題点もみられている．

8）血管炎

SLEでは，ときに細小血管レベルの核破砕性血管炎がみられる．代表的な疾患は蕁麻疹様血管炎であり，臨床的には紫斑を混じる蕁麻疹である．典型的な蕁麻疹に点状出血を伴う例もあれば，症状の強い症例では紫斑性変化を強く伴う滲出性の紅斑を伴う例もある．活動性のあるSLEに生じる急性期の発疹であり，海外では16～45％の頻度でみられると報告されている[4]が，本邦では低率であると思われる．

9）滲出性紅斑

小児SLEでは，しばしば滲出性紅斑が初発症状となる症例（図9）を経験する．好発部位は顔面と手足であるが，これらの症例のなかには紫斑や血痂を伴う場合もあり，単なる滲出性紅斑ではなく，血管障害を示唆する例もある．成人のSLEでも，ときに滲出性紅斑が顕著な例を経験する（Rowell症候群）が，小児SLEでは頻度が高いと考えられる．初診時にみられる滲出性紅斑は小児SLEの皮膚症状の特徴であると考えられるが，今後，さらに検討を要する課題である．

10）その他

亜急性皮膚エリテマトーデス（subacute cutaneous lupus erythematosus：SCLE）は，海外では成人例の体幹部に好発する皮膚症状である．臨床的に環状型と丘疹鱗屑型の2型に分類され，環状型は体幹部に指頭大程度の浸潤の乏しい環状の紅斑が多発し，紅斑が連なって連圏状を呈することが特徴である．一方，丘疹鱗屑型は乾癬様とも呼ばれ，鱗屑を伴う暗赤色紅斑が多発し，改善後は軽度の脱色素斑を残すことが特徴である．本邦では成人SLEでもSCLEの頻度は低く，その原因としてヒト白血球抗原（human leukocyte antigen：HLA）との関連が示唆されている．小児例は海外例でもきわめて稀であると報告[4]されている．

小児SLEの皮膚症状は成人SLEと共通する点もあるが，上記のごとく，発症時の皮膚症状など

において明らかに異なる点もみられるため，小児SLEの皮膚症状の特徴を知ることは小児リウマチ医にとってはきわめて重要である．

Appendix 1 文献

1) Kishi T, et al. Clinical analysis of 50 children with juvenile dermatomyositis. Mod Rheumatol, 23：311-317, 2013

2) 新井 達, 他：当科で経験した小児皮膚筋炎21例の臨床的検討. 日小皮会誌, 32：231-238, 2013

3) Moises-Alfaro C, et al. Discoid lupus erythematosus in children：clinical, histopathologic, and follow-up features in 27 cases. Pediatric Dermatology, 20：103-107, 2003

4) Chiewchengchol D, et al：Mucocutaneous manifestatons in juvenile-onset systemic lupus erythematosus：a review of literature. Pediatr Rheumatol Online J, 13：1, 2015（Jan 5）

5) Cherif F, et al：Childhood discoid lupus erythematosus；A Tunisian retrospective study of 16 cases. Pediatric dermatology, 20：295-298, 2003

6) 塩見彩子, 他：小児DLE. 皮膚病診療, 31：1189-1192, 2009

7) Arai S & Katsuoka K：Clinical entity of lupus erythematosus panniculitis/lupus erythematosus profundus. Autoimmunity Reviews, 8：449-452, 2009

8) Weingartner JS, et al. Lupus erythematosus panniculitis in children；report of three cases and review of previously reported cases. Pediatric Dermatology, 29：169–176, 2012

9) Khatibi M, et al. The prevalence of oral mucosal lesions and related factors in 188 patients with systemic lupus erythematosus. Lupus, 21：1312-1315, 2012

10) López-Labady J, et al. Oral manifestations of systemic and cutaneous lupus erythematosus in a Venezuelan population. J Oral Pathol Med, 36：524-527, 2007

11) Lourenço DMR, et al. Childhood-onset bullous systemic lupus erythematosus. Lupus, 23：1422-1425, 2014

12) Perti M, et al. Derivation and validation of the Systemic Lupus International Collaborating Clinics classification criteria for systemic lupus erythematosus. Ann Rheum Dis, 64：2677-2686, 2012

13) 新井 達：SLE患者にみられた水疱. Visual Dermatology, 5：814-815, 2006

14) Ambrose N, et al. Differences in disease phenotype and severity in SLE across age groups. Lupus, 25：1542-1550, 2016

15) Gomes RC, et al. Features of 847 childhood-onset systemic lupus erythematosus patients in three age groups at diagnosis；A Brazilian multicenter study. Arthritis Care Res, 68：1736-1741, 2016

16) 古川福実：膠原病関連の皮疹・光線過敏症. 総合臨床, 51：2188-2194, 2002

Appendix

Appendix 2

神経精神SLE（NP-SLE）の分類と診断

神経・精神症状をもつneuropsychiatric SLE（NP-SLE）を疑った場合には，中枢神経感染症や出血，梗塞などの器質的疾患などと速やかにかつ十分に鑑別を行い，強力な治療介入に踏み切ることが重要である．このため，専門医への速やかな紹介がのぞましい．

NP-SLEのACR分類（1999）[1]，小児における症状別頻度，鑑別するべき疾患を表1〜3に示した．

NP-SLEを疑った場合は，頭部CT，頭部MRI，SPECT，脳波検査を行う（表4）．MRIが正常の場合でもMRS，SPECT等他の画像検査で情報

が得られることもある．これらの検査は有用であるが，感度・特異度ともに限界がある点にも注意が必要である．髄液の軽度異常は40〜50％でみられるがNP-SLEに特異的ではない（表5，6）．したがって，感染症の否定は重要で，細菌性，結核性，単純ヘルペスおよびJCウイルスのPCRを行う．また，髄液中のIL-6高値，IgGオリゴクローナルバンド，IgG Index上昇などの免疫反応活性化を示唆するマーカー，髄液中の抗ニューロナル抗体や抗NMDAR抗体，血清中の抗リボゾーマルP抗体などはNP-SLE診断の補助になる．

表1 NP-SLEのACR分類（1999）

中枢神経系 (central nervous system)		末梢神経系 (peripheral nervous system)
神経症状／局所兆候 (focal manifestation)	精神症状／びまん性兆候 (diffuse manifestation)	
• 無菌性髄膜炎 　(aseptic meningitis) • 脳血管障害 　(cerebrovascular disease) • 脱髄症候群 　(demyelinating syndrome) • 頭痛 　(headache) • 運動異常症（舞踏病など） 　(movement disorder) • 脊髄症 　(myelopathy) • けいれん性疾患 　(seizure disorders)	• 急性錯乱状態 　(acute confusionalstate) • 不安障害 　(anxiety disorder) • 認知障害 　(cognitive dysfunction) • 気分障害 　(mood disorder) • 精神病（統合失調症様精神症状） 　(psychosis)	• 急性炎症性脱髄性多発根神経炎（Guillain- 　Barré症候群） 　(acute inflammatory demyelinating) • 自律神経障害 　(autonomic disorder) • 単神経炎／多発単神経炎 　(mononeuropathy single/multiplex) • 重症筋無力症 　(myasthenia gravis) • 脳神経障害 　(cranial neuropathy) • 神経叢障害 　(plexopathy) • 多発神経炎 　(polyneuropathy)

（文献1より引用）

47

表2 NP-SLEの症状別頻度（%）

中枢神経系				末梢神経系			
	症状	小児	成人		症状	小児	成人
神経症状	無菌性髄膜炎	0～2	＜1		急性炎症性脱髄性多発根神経炎（Guillain-Barré症候群）	症例報告	＜1
	脳血管障害	4～14	5～18				
	脱髄症候群	2～3	＜1		自律神経障害	症例報告	＜1
	頭痛	4～55	24～72				
	運動異常症（舞踏病など）	0～6	＜1		単神経炎/多発単神経炎	1～2	＜1
	脊髄症	1～2	1		重症筋無力症	症例報告	＜1
	けいれん性疾患	4～20	7～20				
精神症状	急性錯乱状態	3～9	4～7		脳神経障害	1～4	1
	不安障害	1～10	24～57				
	気分障害	5～9			神経叢障害	なし	1
	認知障害	データなし	11～54		多発神経炎	0～2	2～21
	精神病	3～24	2～11				

（文献2，3を参考に作成）

表3 NP-SLEと鑑別すべき疾患

頭蓋内疾患，外傷	頭蓋内出血・血腫，脳梗塞，脳腫瘍
薬剤	抗コリン薬，抗ヒスタミン薬，ステロイド精神病，麻薬，アルコール
感染症	進行性多巣性白質脳症（JCウイルスによる日和見感染症） ヘルペス脳炎（単純ヘルペスウイルス，帯状疱疹ウイルス） クリプトコッカス髄膜炎，脳結核，脳炎，髄膜炎
全身性疾患	低酸素，低血糖，体温異常，電解質異常，ビタミン欠乏（B$_1$），甲状腺疾患（橋本脳症），甲状腺クライシス，精神疾患，傍腫瘍性自己免疫性脳炎，ショック（アナフィラキシー，敗血症）
SLEの他の合併症	PRES（posterior reversible encephalopathy syndrome）/RPLS（reversible posterior leukoencephalopathy syndrome），ループス腎炎による尿毒症，溶血性貧血，TMA，TTP，劇症型抗リン脂質抗体症候群，NMO（neuromyelitis optica）

表4 NP-SLEを疑ったら実施する画像・生理検査

頭部CT	主目的：頭蓋内出血・血腫を否定する 　脳萎縮：29～59％（非特異的な所見で診断の参考にはならない） 　梗塞 or 出血：10～25％（梗塞の20～25％はCTでは見逃される）
頭部MRI	主目的：脳梗塞を否定する．NP-SLEの局所兆候の器質病変を同定する 　NP-SLEすべての患者での異常頻度：30～76％ 　NP-SLEびまん性兆候の患者での異常頻度：＜50％ 　NP-SLE局所兆候の患者での異常頻度：80～100％ 　NP-SLEを伴わないSLE患者での異常頻度：18～40％
脳波	主目的：臨床症状からは明らかでないけいれん重積発作を否定する 　NP-SLEすべての患者での異常頻度：60～91％ 　NP-SLEを伴わないSLE患者での異常頻度：～50％
SPECT	感度・特異度とも悪く，有用でない 　NP-SLEすべての患者での異常頻度：44～88％ 　NP-SLEを伴わないSLE患者での異常頻度：～67％
血管造影	感度が悪く，有用でない 　NP-SLEすべての患者での異常頻度：10％

（文献3より引用）

Appendix

表5 脳脊髄液の評価

細胞数増多	異常頻度：6 ～ 34 ％
蛋白	異常頻度：22 ～ 50 ％
グルコース	異常頻度：3 ～ 8 ％ 急性横断性脊髄炎では異常頻度：50 ％
Q - アルブミンの上昇	異常頻度：8 ～ 33 ％ （特に進行性脳炎，横断性脳炎，脳梗塞）
〔髄液 alb（mg/mL）× 1,000/ 血清 alb（mg/dL）〕	
IgG index の上昇	異常頻度：25 ～ 66 ％
（髄液 IgG / 髄液 alb）÷〔血清 IgG / 血清 alb（mg/dL）〕	
オリゴクローナルバンド	異常頻度：20 ～ 82 ％
（髄液のアガロースゲル電気泳動でガンマ分画にシャープなバンドを検出）	
塗抹染色	グラム染色，墨汁染色（クリプトコッカス），結核
髄液培養	細菌培養，真菌培養，結核培養
PCR	単純ヘルペスウイルス，帯状疱疹ウイルス，JC ウイルス

（文献3を参考に作成）

表6 NP-SLE関連自己抗体の評価

髄液	抗ニューロナル抗体
	抗グルタミン酸受容体抗体（抗 NMDAR 抗体） 抗 NR2 抗体
血清	抗ニューロナル抗体
	抗アクアポリン 4 抗体
	抗リン脂質抗体
	抗リボゾーマル P 抗体

（文献3を参考に作成）

Appendix 2　文献

1）The American College of Rheumatology nomenclature and case definitions for neuropsychiatric lupus syndromes. Arthritis Rheum, 42：599-608, 1999

2）klein-Giteman M：systemic lupus erythematosus.「Textbook of Pediatric Rheumatology, 7th ed」（Petty RE, et al eds），Elsevier, 285-317, 2015

3）West SG：Clinical Aspects of the Nervous System.「Dubois' Lupus Erythematosus and Related Syndromes, 8th ed」（Wallace DJ & Hahn BH, eds），Elsevier, 368-381, 2013

Appendix 3

抗リン脂質抗体陽性SLEの治療

1）抗リン脂質抗体が陽性で無症状である場合

　血栓症の既往がない抗リン脂質抗体（aPL）陽性者に対する抗血栓療法（一次予防）は，症例ごとに高血圧や脂質異常症などの血栓症の危険因子などを考慮したうえでの判断が必要となる[1]．

2）動脈血栓症の再発予防

　APSでは脳梗塞，一過性脳虚血発作などの脳血管障害が圧倒的に多く，本邦では実際に脳血管障害がAPSの動脈血栓症の90％以上を占めている．動脈血栓では動脈硬化やスパズム，血小板の活性化が血栓形成のきっかけとなることから，ワルファリンよりもむしろ抗血小板薬を積極的に使用することが推奨される．

3）静脈血栓症の再発予防

　深部静脈血栓症を認めたAPS患者を，INR 3.0〜4.0で治療した群とINR 2.0〜3.0で治療した群で比較した検討では，INR 3.0〜4.0とする強化治療群の再発予防に対する優位性は証明されず，かえって出血のリスクが高いことが報告された[2]．したがって，再発予防としては，INR 2.0〜3.0，D-ダイマー値を正常範囲とすることを目標にしたワルファリンの投与が推奨される．一般に，深部静脈血栓症を発症した場合，aPL抗体陰性患者では抗凝固療法は通常3〜6カ月継続し治療を終了するが，再発が多いAPS患者においては長期間にわたる抗凝固療法が必要となる．ワルファリンによる抗凝固治療にもかかわらず血栓症を再発する場合にはヘパリンの皮下注射製剤の使用が考慮される．

4）妊娠合併症の予防

　妊娠に関しては，aPL抗体陽性の妊婦であっても流産の既往がなければ治療の適応はないと考えられる．血栓症や流産の既往がある場合には，一般には少量のアスピリンとヘパリンとの併用で治療することが推奨されている．アスピリンとヘパリンの併用にもかかわらず，妊娠合併症を繰り返す場合の際の治療法は未だに十分なエビデンスがないが，再度アスピリンとヘパリンを試す以外に，少量ステロイド，大量γグロブリン療法などの治療法の有用性が報告されている．

5）劇症型APSの治療

　劇症型APSは短期間に多臓器の血栓症を発症し致死率が高い．抗血栓療法に加えて，aPL抗体の除去を目的とした血漿交換療法が行われたり，aPL抗体の産生を抑制する目的でステロイドや免疫抑制薬の投与が行われたりするが，治療抵抗性を示すことが多い．

6）抗リン脂質抗体関連症状の治療

　APSでは心臓弁膜症，四肢の網状皮斑，血小板減少，腎障害，神経症状などのaPL抗体関連症状が認められることがある．高度の血小板減少や神経症状がみられる場合には，抗血栓療法以外に血小板減少やNP-SLEに準じてステロイドや免疫抑制薬の投与が考慮される．

Appendix 3 文献

1) 難病情報センター原発性抗リン脂質抗体症候群（指定難病48）
　〔http://www.nanbyou.or.jp/entry/4102〕

2) Crowther MA, et al：A comparison of two intensities of warfarin for the prevention of recurrent thrombosis in patients with the antiphospholipid antibody syndrome. N Engl J Med, 349：1133-1138, 2003

索 引

欧 文

ACEI
（angiotensin-converting-enzyme inhibitor）…… 32

ACR 基準 ……………………………………… 14

ADAMTS13（a disintegrin-like and
metalloproteinase with thrombospondin type 1
motifs 13）………………………………………… 34

APS（antiphospholipid syndrome）…………33, 50

ARB（angiotensin Ⅱ receptor blockers）……… 32

BILAG
（British Isles Lupus Assessment Group）……… 19

DLE（discoid lupus erythematosus）………… 42

event-free 累積生存率 ………………………… 12

IVCY（intravenous cyclophosphamide）……… 28

NP-SLE（neuropsychiatric-systemic lupus
erythematosus）……………………………19, 47

SLEDAI（SLE disease activity index）………… 19

SLICC 分類 ……………………………………… 18

ST 合剤 ………………………………………… 30

TMA（thrombotic microangiopathy）………… 34

TTP（thrombotic thrombocytopenic purpura）‥ 34

和 文

● あ行

亜急性皮膚エリテマトーデス………………… 45

悪性疾患 ………………………………………… 28

アンジオテンシンⅡ受容体拮抗薬 …………… 30

アンジオテンシン変換酵素阻害薬 …………… 30

円板状エリテマトーデス型皮疹………………… 42

● か行

寛解維持 ………………………………………… 27

寛解導入 ………………………………………… 27

経口免疫抑制薬………………………………… 28

経静脈シクロホスファミド療法 ……………28, 32

劇症型 APS ……………………………………… 50

血栓性血小板減少性紫斑病…………………… 34

血栓性微小血管障害 …………………………… 34

抗凝固療法 ……………………………………… 28

口腔内潰瘍 ……………………………………… 43

光線過敏症 ……………………………………… 44

抗リン脂質抗体症候群 ………………… 30, 33, 50

骨粗鬆症 ………………………………………… 30

● さ行

サイレントループス腎炎 ……………………… 19

支援 ……………………………………………… 41

疾患活動性指標 ………………………………… 33

出血性膀胱炎 …………………………………… 29

小児リウマチ医療……………………………… 12

静脈血栓症 ……………………………………… 50

初発症状 ………………………………………… 14

神経精神 SLE…………………………………19, 47

深在性エリテマトーデス ……………………… 43

水疱型エリテマトーデス ……………………… 44

生殖腺障害 ……………………………………… 28

生命予後 …………………………………………… 5

全国調査 ………………………………………… 12

● た行

大腿骨骨頭壊死 ………………………………… 37

脱毛 ……………………………………………… 44

蝶形紅斑 ……………………………………14, 42

治療目標 ……………………………………… 5, 12

動脈血栓症 ……………………………………… 50

● な行

生ワクチン ……………………………………… 40

日常生活 ………………………………………… 40

日本小児リウマチ学会 ………………………… 22

妊娠……………………………………………… 41

● は行

パルス療法 ……………………………………28, 31

ビスフォスフォネート製剤…………………… 30

ヒドロキシクロロキン ………………………27, 31

皮膚症状 ………………………………………… 42

病態 ……………………………………………… 12

不活化ワクチン ………………………………… 40

副腎皮質ステロイド …………………………… 27

分類基準 ………………………………………… 14

● ま～ら行

ミコフェノール酸モフェチル ………………… 32

メチルプレドニゾロン ………………………28, 31

予防接種 ………………………………………… 40

ループス腎炎…………………………………… 19

ループス腎炎分類……………………………… 24

小児全身性エリテマトーデス（SLE）診療の手引き　2018年版

2018 年 5 月 15 日　第 1 刷発行	編　集	厚生労働科学研究費補助金 難治性疾患等政策研究事業 若年性特発性関節炎を主とした小児リウマチ性疾患の診断基準・重症度分類の標準化とエビデンスに基づいたガイドラインの策定に関する研究班 小児 SLE 分担班
	協　力	日本小児リウマチ学会，日本リウマチ学会
	発行人	一戸裕子
	発行所	株式会社　羊　土　社 〒 101-0052 東京都千代田区神田小川町 2-5-1 TEL　03（5282）1211 FAX　03（5282）1212 E-mail　eigyo@yodosha.co.jp URL　www.yodosha.co.jp/
ⓒ一般社団法人日本リウマチ学会 ,2018 Printed in Japan ISBN978-4-7581-1837-8	印刷所	株式会社平河工業社

本書の複写にかかる複製，上映，譲渡，公衆送信（送信可能化を含む）の各権利は（株）羊土社が管理の委託を受けています．
本書を無断で複製する行為（コピー，スキャン，デジタルデータ化など）は，著作権法上での限られた例外（「私的使用のための複製」など）を除き禁じられています．研究活動，診療を含み業務上使用する目的で上記の行為を行うことは大学，病院，企業などにおける内部的な利用であっても，私的使用には該当せず，違法です．また私的使用のためであっても，代行業者等の第三者に依頼して上記の行為を行うことは違法となります．

[JCOPY] ＜（社）出版者著作権管理機構 委託出版物＞
本書の無断複写は著作権法上での例外を除き禁じられています．複写される場合は，そのつど事前に，（社）出版者著作権管理機構（TEL 03-3513-6969，FAX 03-3513-6979，e-mail：info@jcopy.or.jp）の許諾を得てください．

小児膠原病診療の手引き　刊行書籍のご案内　　羊土社

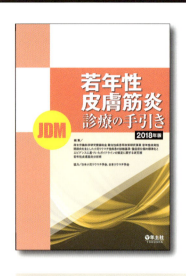

若年性皮膚筋炎（JDM）診療の手引き　2018年版

編集／厚生労働科学研究費補助金 難治性疾患等政策研究事業 若年性特発性関節炎を主とした小児リウマチ性疾患の診断基準・重症度分類の標準化とエビデンスに基づいたガイドラインの策定に関する研究班 若年性皮膚筋炎分担班

協力／日本小児リウマチ学会，日本リウマチ学会

- 定価（本体 4,000円＋税）　■ A4判　■ 125頁
- ISBN 978-4-7581-1835-4

目次

第1章　概念・疫学	第9章　筋病理
第2章　病因・病態生理	第10章　電気生理学検査
第3章　診断	第11章　重症度分類
第4章　皮膚症状	第12章　鑑別すべき疾患
第5章　筋障害とその評価法	第13章　治療
第6章　臨床検査	第14章　特殊な病態と治療
第7章　筋炎特異的自己抗体	第15章　日常生活の留意点
第8章　画像診断	第16章　予後

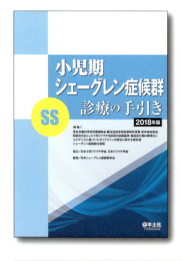

小児期シェーグレン症候群（SS）診療の手引き　2018年版

編集／厚生労働科学研究費補助金 難治性疾患等政策研究事業 若年性特発性関節炎を主とした小児リウマチ性疾患の診断基準・重症度分類の標準化とエビデンスに基づいたガイドラインの策定に関する研究班 シェーグレン症候群分担班

協力／日本小児リウマチ学会，日本リウマチ学会

監修／日本シェーグレン症候群学会

- 定価（本体 2,200円＋税）　■ A4判　■ 62頁
- ISBN 978-4-7581-1836-1

目次

第1章　はじめに〜シェーグレン症候群とは
第2章　分類基準
第3章　疫学
第4章　病因・病態
第5章　診断
第6章　治療
第7章　管理

Appendix
ESSPRI & ESSDAI 日本語改定版